医院院内制剂
成本核算理论与实务

主编 罗爱华　　　副主编 苏泽凤

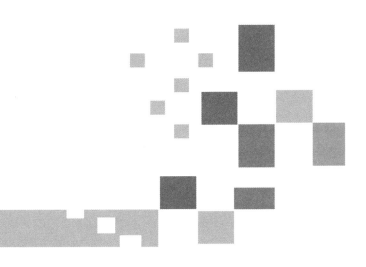

广西科学技术出版社
·南宁·

图书在版编目（CIP）数据

医院院内制剂成本核算理论与实务 / 罗爱华主编；
苏泽凤副主编 . —南宁：广西科学技术出版社，2023.7
ISBN 978-7-5551-1999-9

Ⅰ . ①医… Ⅱ . ①罗… ②苏… Ⅲ . ①医院—制剂—
成本计算 Ⅳ . ① R197.322

中国国家版本馆 CIP 数据核字（2023）第 119026 号

医院院内制剂成本核算理论与实务

主编　罗爱华　　副主编　苏泽凤

策划组稿：黎　坚
责任编辑：黎　坚　　　　　　　　封面设计：韦娇林
责任印制：韦文印　　　　　　　　责任校对：夏晓雯

出 版 人：梁　志
出版发行：广西科学技术出版社　　地　　　址：广西南宁市东葛路 66 号
邮政编码：530023　　　　　　　　网　　　址：http://www.gxkjs.com
印　　刷：广西雅图盛印务有限公司

开　　本：787 mm × 1092 mm　　1/16
字　　数：224 千字　　　　　　　印　　张：16.5
版　　次：2023 年 7 月第 1 版　　印　　次：2023 年 7 月第 1 次印刷
书　　号：ISBN 978-7-5551-1999-9
定　　价：49.80 元

前言

　　"名医、名药、名院"是医院核心竞争力的集中体现，院内自产制剂也逐渐成为医院综合实力的体现之一。院内自产制剂是医院为了满足临床需要而常规配制、自用的固定处方制剂，是医院临床用药的重要组成部分，能够弥补现代工业制剂的不足，特别是在传统中医药技术的传承和发扬方面具有重要影响。自产制剂凝炼了医院几代医者的经典处方，通过药理实验和临床试验，经过一定的工艺流程加工而成，临床效果明显，是一个科室乃至一个医院特色医疗的品牌体现。自产制剂在治疗过程中能够发挥独特的疗效，既满足了临床医疗及科研需要，又能带来良好的经济效益，提高医院声誉。

　　我国知名的医院大都拥有特色的自产制剂，对医院的医疗业务发展、品牌树立起着重要作用，特别是药品加成取消后，药品销售从利润中心转化为成本中心，自产制剂便成为医院重要的资金耗费补偿点。因此，自产制剂的管理、成本核算也日益受到医院管理者的重视。自产制剂作为医院重要的存货类物资，其成本的正确归集与准确核算直接关系到医院资产的真实反映，是合理制定自产制剂价格的重要依据。自产制剂的管理水平不但对医院能否为患者提供更多的对症药品有直接的影响，而且对医院的传承创新、发展壮大也将产生深远的影响。

　　本书由主编罗爱华负责编写第三章至第七章、第九章至第十章，副主编苏泽凤负责编写第一章、第二章和第八章。本书从成本核算的传统理论出发，在介绍典型工业企业成本核算方法的基础上，配以实际案例操作指引，希望能为院内自产制剂的财务核算实务工作提供依据。

目 录

第一章 成本概述

一、成本的一般概念

习近平总书记在2012年中央经济工作会议上指出："把领导经济工作的立足点转到提高发展质量和效益、加快形成新的经济发展方式上来。"成本作为一个价值范畴，在社会主义市场经济中是客观存在的。加强成本管理，努力降低成本，无论对提高企业经济效益，还是提高整个国民经济效益都是极为重要的。要做好成本管理工作，必须在理论上充分认识成本的含义。

（一）成本的含义

成本是商品经济的价值范畴，是商品价值的组成部分。它主要有以下几方面的含义。

（1）成本是生产和销售一定种类与数量的产品而耗费的资源用货币计量的经济价值。马克思指出，生产行为本身，就它的一切要素来说，也是消费行为。企业要生产产品，就必然要消耗生产资料和劳动力，这时成本是生产产品所消耗的生产资料的价值和所支付的劳动报酬等，用货币计量表现为材料费用、折旧费用和工资费用等。企业的经营活动不仅包括生产活动，还包括销售活动，因此在销售活动中所发生的费用也应计入成本。同时，管理生产经营活动所发生的费用也具有成本的性质，因而成本是由生产和销售一定种类与数量的产品所发生的各项费用构成的。

（2）成本是为取得物质资源所应付出的经济价值。企业要进行生产经营活动，必须购置各种生产资料或商品，为此支付的价款就是各种生产资料的购置成本或商品的采购成本。随着生产经营活动不断进行，上述成本就转变为生产成本和销售成本。

（3）成本作为达到一定目的而付出资源的价值牺牲，可以是多种资源的价值牺牲，也可以是某些方面资源的价值牺牲。

（4）从更广的含义看，成本是达到一种目的而放弃另一种目的所牺牲的经济价值，如在经营决策中涉及的机会成本。

（二）成本的作用

成本的经济实质决定了成本在经济管理工作中具有十分重要的作用。

1.成本是补偿生产耗费的尺度

企业为了保证生产不断进行，必须对生产耗费即资金耗费进行补偿。企业是自负盈亏的商品生产者和经营者，其生产耗费是用自身的生产成果即销售收入来补偿的，而成本就是衡量这一补偿份额大小的尺度。企业在取得销售收入后，通过把相当于成本的数额划分出来，补偿生产经营中的资金消耗，维持资金周转，并按原有的规模进行生产活动。如果企业不能按照成本来补偿生产耗费，资金就会短缺，再生产就不能按原有的规模进行。成本也是划分生产经营耗费和企业利润的依据，在一定的销售收入中，成本越低，企业利润就越高。可见，成本作为衡量生产耗费的尺度，对经济发展有着重要的影响。

2.成本是综合反映企业经营质量的重要指标

成本是一项综合性的经济指标。企业经营管理中的各方面工作成果，都可以直接或间接地在成本上反映出来。例如，产品设计的好坏、生产工艺的合理程度、固定资产的利用情况、原材料消耗的节约与浪费、劳动生产率的高低、产品质量的高低、产品产量的增减，以及供产销各环节的工作是否衔接协调等，都可以通过成本直接或间接地反映出来。

成本是综合反映企业经营质量的指标，因此企业可以通过对成本的计划、控制、监督、考核和分析等来促使企业及企业内各单位加强经济核算，努力改进管理方式，不断降低成本，提高经济效益。例如，通过正确制订和认真执行企业及企业内部各单位的成本计划，可以事先控制成本水平和监督各项费用的日常开支，促使企业及企业内部各单位努力降低各种成本；通过对企业的成本进行对比和分析，及时发现在物化劳动和活劳动消耗上的节约或浪费情况，并总结经验，找出工作中的薄弱环节，同时采取措施挖掘潜力，合理地使用人力、物力和财力，从而降低成本，提高经济效益。

3.成本是企业制定产品价格的重要因素

在商品经济中，产品价格是产品价值的货币表现，产品价格应大体上符合产品价值。无论是国家还是企业，在制定产品价格时都应遵循价值规律的基本要求。在现阶段，人们还不能直接计算产品的价值，而只能通过计算产品的成本间接地、相对地掌握产品的价值。因此，成本是影响产品价格的重要因素。

产品的定价是一项复杂的工作，应考虑的因素有很多，如国家的价格政策及其他经济政策、各种产品的比价关系、产品在市场上的供求关系，以及市场竞争的态势等。

4.成本是企业决策的重要依据

提高产品在市场上的竞争能力和经济效益是对企业的客观要求。要做到这一点，企业必须进行正确的生产经营决策，成本是主要影响因素之一。因为在价格等一定因素的前提下，成本直接影响着企业的盈利，而较低的成本可以使企业在市场竞争中处于有利地位。

二、成本会计概述

（一）成本会计的内涵

传统的成本会计是运用会计核算的一般原理、原则和方法，全面系统地记录企业生产过程中所产生的各种费用，通过一定程序的归集，按一定标准在各类核算对象之间进行分配、汇总，确定各种产品或劳务的总成本和单位成本，以供企业、部门制定产销政策时参考。对生产过程实际产生的各项费用的记录、核算，在现代成本会计中是一项重要的内容，但企业仅进行事后的记录与核算，已经不能满足现代成本管理的要求。因此，现代成本会计必须拓宽传统成本会计的内涵和外延。从我国目前会计领域的共识来看，现代成本会计的基本内容为成本预测、成本决策、成本计划、成本控制、成本核算、成本分析与考核。

1.成本预测

成本预测指依据成本与各种技术经济因素的依存关系，结合发展前景及预计采取的各种措施，利用一定的科学方法，对未来期间成本水平及其变化趋势做出科学的推测和估计。成本预测的主要内容有以下4点。

（1）编制成本计划时，应预测企业计划及目标成本，以及在产品的产量、品种、质量、价格等因素发生变化时的总成本水平和成本变化趋势。

（2）生产过程中，根据生产预测和计划，对期中的成本进行预测，从而揭示成本计划的执行情况和完成程度。

（3）根据成本核算资料和经营管理状况，预测单位产品成本水平的变化趋势。

（4）运用各项成本指标和相关资料预测企业各项技术工作的经济效果。

预测是着眼和展望未来，是对企业的生产经营前景进行预估，目的在于寻找降低产品成本的途径，挖掘成本降低的潜力，为编制最优成本计划提供科学的依据。

2.成本决策

成本决策指运用决策理论，根据成本预测及有关成本资料，运用定性与定量的方法，选择最佳成本方案的过程。成本决策可分为宏观成本决策和微观成本决策。宏观成本决策的主要任务是研究扩大再生产的投资方向问题；微观成本决策的主要任务是在宏观计划的指导下，充分研究企业内外的技术经济条件，从成本效益出发，在对多种成本方案比较分析的基础上，做出最有利的选择。

成本决策贯穿企业整个生产经营过程，涉及面广，因此在每个环节都应选择最优的成本决策方案，才能达到总体的最优效果。企业成本决策的构成内容主要有合理安排批量生产的成本决策、自制或外购零部件的成本决策、接受追加独立核算订货的成本决策、亏损产品是否停产的成本决策、产品转产的成本决策、自制半成品出售或进一步加工的成本决策、产品薄利多销的成本决策等。最优的成本决策是制订成本计划的前提，也是实现企业的成本目标和提高经济效益的重要途径。

3.成本计划

成本计划是指在成本预测和决策的基础上，根据计划期的生产任务、降低成本的要求和其他相关资料，通过一定的程序，运用一定的方法，以货币计量的形式表现计划期产品的生产耗费和各种产品的成本水平，并以此作为控制与考核成本的重要依据。企业的成本计划一般包括两部分内容：一是按照生产要素确定的生产耗费，编制生产费用预算，如变动性制造费用预算和固定性制造费用预算；二是按照生产费用的经济用途，即按产品成本项目编制产品单位成本计划和全部产品成本计划。编制成本计划对于做好成本计划工作、提高企业领导和职工降低成本的自觉性、克服盲目性、严格控制生产费用支出、挖掘降低成本的潜力、保证完成成本计划任务、提高产品的经济效益等，都有着重要的意义。

4.成本控制

成本控制指在产品成本形成过程中，通过对产品成本形成的监督，及时发现存在的偏差，采取相应的纠正措施，使生产经营过程中产生的各种耗费限制在成本计划和费用预算标准的范围内，以达到降低产品成本的目的。成本控制的基本内容是对各种费用开支进行控制；对各项生产经营活动所消耗的物质资料进行控制；对各项生产经营活动进行控制，以达到提高经济效益的目的。

成本控制过程一般应按成本费用发生的时间先后划分为事前控制、事中控制、事后控制3个阶段，也就是成本控制循环中的设计阶段、执行阶段、考核阶段。设计阶段的主要工作是确定成本目标、制订成本计划、规定成本限额、建立健全经济责任制、实行成本分级管理；执行阶段的主要工作是执行成本计划、控制费用及成本的限额，以保证实现成本控制的目标；考核阶段的主要工作是根据成本计划执行的情况，分析研究成本差异发生的原因，确定责任归属，借以纠正偏差、评定和考核业绩、修正成本控制的设计和成本限额。

成本控制使企业产品成本按照人们事先测算确定的成本水平进行，防止生产过程中损失和浪费现象的发生；使企业的人力、物力和财力得到合理利用，达到节约各项耗费、降低产品成本、提高经济效益的目的。

5.成本核算

成本核算指对生产费用的发生和产品成本的形成所进行的核算。成本核算是按照企业的生产工艺和生产组织的特点，以及对成本管理的要求所确定的核算，它采用与成本计算相适应的成本计算方法，按规定的成本项目，严格划分各种费用的界限，将生产费用进行一系列的归集与分配，从而计算出各种产品或劳务的总成本和单位成本。因此，成本核算过程，既是对生产耗费进行归集、分配及对象化的过程，也是对生产中各种劳动耗费进行信息反馈和控制的过程。通过成本核算所提供的实际成本资料与计划目标成本的比较，可以了解成本计划的完成情况，同时为编制下期成本计划、进行成本预测和决策提供资料，并为制定产品价格提供依据。

6.成本分析与考核

成本分析指利用成本核算资料和其他有关资料，将本期实际成本与目标成本、上期实际成本、国内外同类产品的成本进行比较，以便了解成本变动情况及其变动的因素和原因，并划分单位与个人的责任，提出建议，采取有效措施，达到降低成本的目的。

成本考核指定期对成本计划及有关指标的实际完成情况进行考察和评价。成本考核一般是以部门、单位或个人作为责任对象，按其可控成本为条件，以责任的归属来考察其成本指标完成的情况，评价其工作业绩并进行奖惩。成本分析与考核的目的在于寻找降低成本的途径，鼓励先进，鞭策后进，进一步完善成本管理责任制，调动人员积极性，更好地履行经济责任，提高成本管理水平。

（二）成本会计的特征

成本会计一般认为是计算产品成本，其实这仅仅是它的特征之一。成本会计的重要特征，是把重点放在企业资源的详细计划、有效控制和合理利用方面。这里所说的资源是指人力、物力和财力。企业必须根据企业生产经营的任务来计划资源的投入、使用，并测算这些资源投入使用后的效率和效益。为了正确制订成本计划，确定成本目标，需要细致地观察、分析企业周围的环境和企业内部的状况，充分掌握正确的信息，进而完善相关的情报体系。同时，提高企业素质、改善企业经营环境是制订企业成本计划的重要条件。要提高素质、改善环境，就必须深化改革，根据市场经济的要求，按照生产经营的各个环节和项目，以及生产经营期限，分别制订出生产经营各个环节和阶段的费用预算及成本计划，形成成本计划体系。

为了实现成本目标，除了根据成本计划体系确定各个环节的责任标准进行控制，还应将费用按核算和控制的需要加以细分。例如，费用可以按要素分为直接费用、间接费用；间接费用可按成本性质划分为固定费用、变动费用；费用甚至还可以按是否可控分为可控费用和不可控的费用。这些费用分类的目的，一是满足实际成本核算的需要；二是在选择计划成本指标时可按费用的要素、性质等进行选择，并以划分指标的形式，将责任落实到各环节和人员，通过控制措施进行成本控制，使计划成本达到预期的目标。

（三）成本会计的原则

为了做好成本核算工作，提高成本核算质量，充分发挥成本核算的作用，成本会计核算工作必须遵循以下8项原则。

1.成本分期核算原则

企业生产经营活动是不断进行的，为了取得一定期间的产品成本，企业必须将生产经营期划分为若干个相等的会计期间，按期计算产品生产成本。成本核算中的分期，必须与会计核算年度的分期一致，这样有利于各项核算工作的开展。成本核算（包括费用的归集、汇总与分配）都是按月进行的，而产成品（完工产品）成本的计算期则与生产类型有关，与成本计算期不一定一致，但与生产周期可能一致。企业的成本分期核算原则主要是分清当月发生和负担的成本费用界限，从时间上确定各个成本计算期的费用和产品成本的界限，保证成本核算的正确性。

2.划分资本性支出与收益性支出原则

资本性支出指企业某项支出的发生与取得本期收益无关或不只是为取得本期收益而发生的支出，如固定资产的购置支出。收益性支出指企业某项支出的发生是为了取得本期收益，即支出仅仅与本期收益有关，如生产过程中原材料的消耗、直接工资、制造费用及期间费用等。

构成资产的资本性支出，要在资产的使用过程中逐渐转入成本费用。收益性支出计入当期产品成本或作为期间费用单独核算，全部由当期销售收入抵偿。区分两种支出的目的，在于正确计算资产的价值和各期的产品成本、期间费用及损益。假设将资本性支出列为收益性支出，其结果必然是少计了资产价值，多计了当期成本费用；反之，可能多计了资产价值，少计了当期成本费用，不论是何种情况都不利于产品成本的正确计算。

3.权责发生制原则

权责发生制指企业以实际经济业务的发生，即以本会计期间发生的收入和费用作为计入本期损益的标准。对于本期收入和支出的核算，在会计处理方法上有权责发生制和收付实现制两种。就成本会计来看，本期成本的确定，是以权责发生制为基础的：凡是由本期负担的费用，不论是否支付，都要计入本期成本；凡是不应由本期负担的费用，虽在本期支付，也不应计入本期成本。从成本角度看，落实这一原则，主要是解决区分本期发生的费用是否都由本期产品负担的问题。

4.实际成本计价原则

实际成本计价也称为历史成本计价，是指各项财产物资应当按照取得或购建时发生的实际成本入账，并在会计报告中也按实际成本反映。成本核算按实际成本计价，又称按交换价格计价，它包括两个方面的含义：一是对生产耗用的原材料、燃料、动力和折旧等费用，都必须按实际成本计价；二是对完工产品成本的结转也要按实际成本进行计价。实际成本计价原则的依据在于成本是客观交易事实的反映，体现了"客观性原则"要求，但它有一定的局限性，当物价发生变动时，历史成本既不能确切反映资产现值，也不能反映企业资产的实际收益情况。

5.一致性原则

一致性原则指会计实体在各个会计期间所应用的符合会计准则的会计处理方法必须保持前后一致，不得随意变动。这一原则运用于成本会计上体现为核算方法必须前后一致，各期成本资料有统一的归集口径，以便分析、比较与考核。成本核算涉及的方法有耗用材料成本的计价方法、计提折旧的方法、辅助生产费用和制造费用分配的标准与方法、产品的计价方法、产成品成本的计算方法等。一致性原则并不是成本核算方法固定不变，当原方法不再适用时，可采用新方法来更有效地取得正确、有用的成本资料，但这种方法的变动及改变原有方法的原因必须在成本报表的附注中加以说明。

6.合法性原则

合法性原则指计入成本的费用必须符合规定。例如，目前制度规定购置和建造固定资产的支出、购入无形资产的支出、对外投资的支出、被没收的财物、各项罚款性质的支出、捐赠和赞助性质的支出等都不能列入成本。如果出现违反规定的开支，必须在纳税申报时予以调整，以保证成本费用的合法性。

7.重要性原则

重要性原则指将对成本有重要影响的内容和项目作为重点，单独设立项目进行核算与反映，力求准确，而次要内容和项目从简核算、合并反映。例如，构成产品实体或主要成分的原材料、工人的工资，应直接计入产品成本中的"直接材料""直接人工"项目单独反映；对于一般性耗用的、数额不大的材料费用，应计入制造费用或管理费用，并在综合项目中合并反映，从而使成本指标达到最佳的成本效益和经济效益。

8.可靠性原则

可靠性原则包括真实性和可核实性。真实性指所提供的成本信息与客观的经济事项相一致，不应掺假或人为地提高/降低成本。可核实性指成本核算资料按一定的原则让不同的会计人员加以核算，都能得到相同的核算结果。真实性和可核实性是为了保证企业的成本核算信息正确可靠。

（四）成本会计的职能

成本会计的职能，是指成本会计作为一种管理经济的活动，在生产经营过程中所能发挥的作用。现代成本会计与管理紧密结合，它实际上包括了成本管理的各个环节。现代成本会计的主要职能有成本预测、成本决策、成本计划、成本控制、成本核算、成本分析和成本考核。

随着社会经济的发展和管理水平的提高，成本会计的职能也在不断地增加。目前，成本会计的职能主要体现在以下4个方面。

1.反映职能

纵观成本会计发展的历史，成本最初的基本职能就是反映，即对企业生产经营过程中发生的一切耗费，运用专门的会计方法进行计量、记录、归集、分配、汇总，计算出各成本对象的总成本和单位成本。通俗地讲，这项职能就是进行实际成本的计算，把生产经营过程的实际耗费如实地反映出来，达到积聚成本的目的，并用积累的成本资料反映企业的实际生产耗费和价值补偿的情况，从而判断企业经营效果的好坏。

2.计划与预算职能

成本计划是成本会计的一个重要组成部分，它以货币形式预先规定在企业计划期内产品生产的消耗和各种产品的成本水平。编制成本计划一般是从成本预测、成本决策和确定目标成本水平开始的，经过过程设计，将目标成本落实到设计方案中，最后计算产品定额成本，作为编制成本计划的依据。如果是陈旧产品，一般在上年成本计划执行的基础上考虑年度计划的各种因素，并加以调整确定。产品成本计划的内容主要包括全部产品的成本计划、主要产品单位成本计划和生产费用预算等。有了上述计划和预算，企业就可以按计划和预算的目标对本期发生的生产费用和产品成本进行控制，这也是成本会计的一个重要职能。

3.控制职能

成本控制是指对影响成本的各种因素加以管理，它贯穿产品生产、销售的整个经营过程，包括目标成本、设计成本的确定，生产成本、销售成本的实际发生。通过对企业成本的控制，使产品成本按照事先测算确定的成本水平进行，从而可以防止生产过程中损失和浪费现象的产生，使企业资源即人力、物力、财力得到合理利用。成本控制的主要内容包括投产前的成本控制和投产后的成本控制两大部分。投产前的成本控制主要是对目标成本进行控制，包括目标成本自身的控制和利用目标成本去控制设计成本和试制成本；投产后的成本控制，主要是对生产成本的控制和销售成本的控制，从而达到节约生产经营费用、降低成本、提高经济效益的目的。

4.分析与评价职能

成本分析与评价是成本会计的重要组成部分，成本会计不仅要按时编制既积极又切实可行的成本计划，组织和监督成本计划的执行，还要分析、检查、评价成本计划的完成情况。成本分析是利用成本核算资料，结合有关计划、定额、预算和技术资料，应用一定的方法对影响成本升降的各种因素进行科学的分析、比较，以便了解成本变动的情况，并系统地研究成本变动的因素和原因。通过成本分析，可以深入了解成本变动的规律，寻求降低成本的途径，为企业领导和管理人员进行决策提供依据，并用以评价和考核各责任单位的绩效。

要想充分发挥成本会计在现代企业管理中的重要作用，就必须充分利用各种职能的联合作用。因此，需要了解各种职能间的相互联系：成本反映既是成本会计中最基本的职能，也是对决策目标是否实现的最后检验，离开了成本反映就不存在成本会计，更谈不上其他职能的发挥；成本决策既是成本预测的结果，也是成本决策的前提；成本计划是成本决策所确定目标的具体化；成本控制则是对成本计划的实施进行监督，以保证决策目标的实现；如果决策目标未达到，为总结教训和经验，必须通过成本分析才能查明原因和责任，做出正确的判断和评价，并有利于调动各方面的积极性，进一步挖掘潜力，使经济效益提高到一个新水平。

（五）成本会计的任务

1.正确计算产品成本，及时提供成本信息

成本数据正确可靠，才能满足管理的需要。如果成本资料不能反映产品成本的实际水平，不仅难以考核成本计划的完成情况和进行成本决策，而且还会影响利润的正确计量和存货的正确计价，歪曲企业的财务状况。及时编制各种成本报表，可以使企业的有关人员及时了解成本的变化情况，并作为制定售价、做出成本决策的重要参考资料。

2.优化成本决策，确立目标成本

优化成本决策，需要在科学的成本预测的基础上收集和整理各种成本信息，在现实和可能的条件下，采取各种降低成本的措施，从若干可行方案中选择生产每件合格产品所消耗活劳动和物化劳动最少的方案，将成本最低化作为制定目标成本的基础。为了优化成本决策，企业员工需增强降低成本的意识，使之在处理每一项业务活动时都能重视降低产品成本的要求，把所耗与所得进行比较，提高企业的经济效益。

3.加强成本控制，防止挤占成本

加强成本控制，首先要进行目标成本控制，主要依靠执行者自主管理和自我控制，以促使其提高技术、厉行节约、注重效益；其次要遵守各项法规，控制各项费用支出，防止挤占成本。

4.建立成本责任制度，加强成本责任考核

成本责任制度是对企业各部门、各层次和各责任人在成本方面职责所做的规定，是提高职工责任心，发挥其主动性、积极性和创造力的有效办法。建立成本责任制度要求把降低成本任务的责任落实到每个部门和责任人，将职工的责、权、利相结合，职工的劳动所得同劳动成本相结合；各责任单位与个人要承担降低成本之责、执行成本计划之权、获得奖赏之利。

三、成本会计的对象

成本会计的对象是指成本会计反映和监督的内容。明确成本会计的对象，对于确定成本会计的任务，研究和运用成本会计的方法，更好地发挥成本会计在经济管理中的作用，有着重要的意义。

从理论上讲，成本所包括的内容是成本会计应该反映和监督的内容，但为了更详细、具体地了解成本会计的对象，还必须结合企业的具体生产经营过程，以及现行企业会计准则和相关会计制度的有关规定加以说明。下面以工业企业为例，说明成本会计应反映和监督的内容。

工业企业的基本生产经营活动是生产和销售工业产品。在产品的直接生产过程中，即从原材料投入生产到产成品制成，一方面要制造出产品来，另一方面要发生各种各样的生产耗费。这一过程中的生产耗费包括劳动资料与劳动对象等物化劳动耗费和活劳动耗费两大部分。其中，房屋、机器设备等作为固定资产的劳动资料，在生产过程中长期发挥作用直至报废而不改变其实物形态，但其价值则随着固定资产的磨损，通过计提折旧的方式，逐渐部分地转移到所制造的产品中去，构成产品生产成本的一部分；原材料等劳动对象，在生产过程中或被消耗，或已改变其实物形态，其价值也随之一次性转移到新产品中去，也构成产品生产成本的一部分；生产过程是劳动者借助劳动工具对劳动对象进行加工、制造产品的过程，只有通过劳动者对劳动对象的加工，才能改变原有劳动对象的使用价值，并且创造出新的价值。其中，劳动者为自己劳动所创造的那部分价值，则以工资的形式支付给劳动者，用于个人消费，因此这部分工资也构成产品生产成本的一部分。

具体来说，在产品的制造过程中发生的各种生产耗费，主要包括原材料及主要材料、辅助材料、燃料等的支出、生产单位（如分厂、车间）固定资产的折旧、直接生产人员及生产单位管理人员的薪酬，以及其他一些货币性支出等。所有这些支出，构成了企业在产品制造过程中的全部生产费用；而为生产一定种类、一定数量产品发生的各种生产费用的支出的总和则构成了产品的生产成本。上述产品制造过程中各种生产费用的支出和产品生产成本的形成，是成本会计应反映和监督的主要内容。

在产品的销售过程中，企业为销售产品也会发生各种各样的费用支出。例如，应由企业负担的运输费、装卸费、包装费、保险费、广告费，以及为销售本企业商品而专设销售机构的职工薪酬、类似工资性质的费用、业务费等，所有这些为销售本企业产品而发生的费用，构成了企业的销售费用。销售费用也是企业在生产经营过程中所发生的一项重要费用，它的支出及归集过程也是成本会计所反映和监督的内容。

企业的行政管理部门为了组织和管理生产经营活动也会发生各种各样的费用。例如，企业行政管理部门人员的薪酬、固定资产折旧、工会经费、业务招待费等。这些费用统称为管理费用。企业的管理费用也是企业在生产经营过程中所发生的一项重要费用，其支出及归集过程也是成本会计所反映和监督的内容。

此外，企业为筹集生产经营所需的资金也会发生一些费用，例如，利息净支出、汇兑净损失、金融机构的手续费等，这些费用统称为财务费用。财务费用是企业在生产经营过程中发生的费用，它的支出及归集过程也是成本会计反映和监督的内容。

上述销售费用、管理费用和财务费用，与产品生产没有直接联系，而是按发生的期间进行归集，直接计入当期损益，因此，它们构成了企业的期间费用。

综上所述，按照现行企业会计准则和相关会计制度的有关规定，可以把工业企业成本会计的对象概括为工业企业生产经营过程中发生的产品生产成本和期间费用。商品流通企业、交通运输企业、施工企业、农业企业等其他行业企业的生产经营过程虽然各有特点，但是从总体上看，它们在生产经营过程中所发生的各种费用，同样是部分形成了企业的生产经营业务成本，部分作为期间费用直接计入当期损益。因此，从现行企业会计准则和相关会计制度的有关规定出发，可以把成本会计的对象概括为企业生产经营过程中发生的生产经营业务成本和期间费用。

四、成本会计工作的组织

（一）成本会计工作组织的原则

一般来说，企业应根据本单位生产经营特点、生产规模和成本管理要求等具体情况来组织成本会计工作。具体来说，开展成本会计工作必须遵循以下3项主要原则。

1.成本会计工作必须与技术相结合

成本是一项综合性的经济指标，它受多种因素的影响。其中，产品设计的优劣、加工工艺等技术是否先进、产品质量的好坏、生产组织和管理工作水平等，都对产品成本的高低有着决定性的影响。在传统的成本会计工作中，会计部门多注重产品加工中的耗费，而对产品的设计、加工工艺、质量、性能等情况与产品成本之间的联系考虑较少，有的成本会计人员甚至不懂基本的技术问题。相反，工程技术人员对产品技术方面的问题考虑较多，而对产品的成本考虑较少。这种成本会计与技术工作的脱节，使得企业在降低产品成本方面受到很大限制，成本会计工作也往往仅限于事后算账，只能发挥成本资料的核算作用。因此，为了提高产品质量的同时不断地降低成本，提高企业经济效益，在成本会计工作的组织上应贯彻成本会计工作与技术相结合的原则，不仅要求工程技术人员要懂得相关的成本会计知识，树立成本意识，也要求成本会计人员必须改变传统的知识结构，具备正确进行成本预测、参与经营决策相适应的生产技术方面的知识，这样在成本管理上才能实现经济与技术的结合，使成本会计工作真正发挥应有的作用。

2.成本会计工作必须与经济责任制相结合

为了降低成本，实行成本管理上的经济责任制是一项重要的原则。由于成本会计工作是一项综合性的价值管理工作，涉及面宽、信息量大，企业应摆脱传统上只注重成本会计事后核算作用的片面性，充分发挥成本会计的优势，将其与成本管理上的经济责任制有机地结合起来，使成本管理工作收到更好的效果。例如，在实行成本分级分口管理的情况下，使成本会计工作处于中心地位，由成本会计人员具体负责组织成本指标的制定，分解落实，日常的监督检查，成本信息的反馈、调节，以及成本责任的考核、分析、奖惩等工作。又如，为了配合成本分级分口管理，不仅要做好厂级（公司级）的成本会计工作，还应完善各车间（各部门）的成本会计工作，使其能进行车间（部门）成本的核算和分析等，并指导和监督班组的日常成本管理，使成本会计工作渗透到企业生产经营过程的各个环节，更好地发挥其在成本管理经济责任制中的作用。

3.成本会计工作必须建立在广泛的职工基础之上

不断挖掘潜力，努力降低成本，是成本会计的根本性目标，但各种耗费产生于生产经营的各个环节，成本的高低取决于各部门、车间、班组和职工的工作质量。同时，各级、各部门的职工最熟悉生产经营情况，最了解哪里有浪费现象、哪里有节约的空间。因此，要加强成本管理，实现降低成本的目标，不能仅靠几个专业人员，而必须充分调动广大职工在成本管理上的积极性和创造性。为此，成本会计人员还必须做好成本管理方面的宣传工作，经常深入实际了解生产经营过程中的具体情况，与广大职工建立联系；带动职工参加成本管理工作，把成本会计工作建立在广泛的职工基础之上，增强职工的成本意识和参与意识，以便互通信息，掌握第一手资料。

（二）成本会计机构

企业的成本会计机构是在企业中直接从事成本会计工作的机构。一般而言，大中型企业应在专设的财务部门中单独设置成本会计机构，专门从事成本会计工作；规模较小、会计人员不多的企业，可以在会计部门中指定专人负责成本会计工作。另外，企业的有关职能部门和生产车间，也应根据工作需要设置成本会计组、配备专职或兼职的成本会计人员。

1.成本会计机构内部的组织分工

成本会计机构内部的组织分工，既可以按成本会计的职责分工，也可以按成本会计的对象分工。在分工的基础上建立岗位责任制，使每一个成本会计人员都明确自己的职责，每一项成本会计工作都有人负责。

企业内部各级成本会计机构之间的组织分工，有集中和分散工作两种基本方式，下面以工厂举例说明。集中工作方式是指企业的成本会计工作，主要由厂部成本会计机构集中进行，车间等其他单位的成本会计机构或人员只负责原始记录和原始凭证的填制，并对它们进行初步的审核、整理和汇总，为厂部成本会计机构提供基础资料。这种工作方式的优点是便于厂部成本会计机构及时掌握企业与成本有关的全面信息，便于集中使用计算机进行成本数据处理，还可以减少成本会计机构的层次和成本会计人员的数量，但这种工作方式不利于直接从事生产经营活动的各单位和职工及时掌握本单位的成本信息，以及成本的及时控制和责任成本制的推行。

分散工作方式是指成本会计工作中的计划、控制、核算和分析由车间等其他部门的成本会计机构或人员分别进行。成本考核工作由上一级成本会计机构对下一级成本会计机构逐级进行。厂部成本会计机构除了对全厂成本进行综合的计划、控制、分析、考核及汇总核算，还应负责对下级各成本会计机构或人员进行业务上的指导和监督。成本的预测和决策工作一般仍由厂部成本会计机构集中进行。

分散工作方式的优缺点与集中工作方式的优缺点正好相反。一般而言，大中型企业规模较大、组织结构复杂、会计人员数量较多，为了调动各级、各部门控制成本费用，提高经济效益的积极性，一般应采用分散工作方式；小型企业为了提高成本会计的工作效率，降低成本管理的费用，一般可采用集中工作方式。

会计机构还应遵循以下基本原则：

（1）合规合法原则。内部财务会计控制应当符合国家有关法律法规和会计基础工作规范，并符合单位的实际情况。

（2）全员性原则。内部财务会计控制应当约束企业内部涉及会计工作的所有人员，任何个人都不得拥有超越内部财务会计控制的权力。企业的领导者应当对企业内部会计控制制度的建立健全及有效实施负责。

（3）全面性与系统性结合原则。内部财务会计控制应当涵盖企业内部涉及会计工作的各项经济业务及各个岗位，并应针对业务处理过程中的关键控制点，落实到决策、执行、监督、反馈等各个环节。

（4）权责明确、相互制衡原则。内部财务会计控制应当保证企业内部涉及会计工作的机构、岗位的合理设置及其职责权限的合理划分，坚持不相容的职务应相互分离的原则，确保不同机构和岗位之间权责分明、相互制约、相互监督。

（5）成本效益原则。内部财务会计控制应当遵循成本效益原则，以合理的成本达到最佳的控制效果。

（6）动态性原则。内部财务会计控制应随着外部环境的变化、企业业务职能的调整和管理要求的提高，不断修改和完善。

2.成本会计机构的任务

（1）负责组织企业内部各部门的成本集中统一管控，为企业的经营管理提供必要的成本信息。

（2）进行企业内部的成本预测及决策。

（3）根据企业经营发展的需要，编制各项成本计划，并对成本计划进行分解，下达给各责任部门。

（4）对企业各责任部门实施成本监控，监督、审核生产费用的支出。

（5）完整、准确地对企业的产品成本及有关费用进行核算。

（6）根据各责任部门的成本计划，监督实际执行情况，并对成本变动的原因进行分析。

（7）根据各责任部门的成本计划目标，考核各责任部门和个人的成本责任执行情况。

第二章 成本核算的基本要求

一、成本核算要求

（一）算管结合，算为管用

所谓"算管结合，算为管用"就是成本核算应当与加强企业经营管理相结合，成本核算所提供的成本信息应当满足企业经营管理和决策的需要。因此，成本核算不仅要对各项费用支出进行事后的核算和提供事后的成本信息，还必须以国家有关的法规、制度及企业成本计划和相应的消耗定额为依据，加强对各项费用支出的事前、事中审核和控制，并及时反馈信息，即对于合法、合理、提高经济效益的开支要予以支持，反之则坚决抵制；当时已经无法制止的，不仅要追究责任，还应采取整改措施，防止事件再次发生；对于各项费用的发生情况，以及费用脱离定额（或计划）的差异进行日常计算和分析，及时进行反馈；对于定额或计划不符合实际情况的，要按规定程序予以修订。

同时，在成本计算中，既要防止片面追求简化，以致不能为管理提供所需资料，也要防止为算而算、脱离管理的实际需求。成本核算应该做到分清主次、区别对待、主要从细、次要从简、简而有理、细而有用。

为了满足企业经营管理和决策的需要，成本核算不仅要按照国家有关法规、制度计算产品成本和各项期间费用，还应借鉴西方的一些成本概念和成本计算方法，为不同的管理目的提供相应的成本信息。

（二）正确划分各种费用界限

为了正确地进行成本核算、计算产品成本和期间费用，必须划分以下5个方面的费用界限。

1.正确划分产品成本与期间费用的界限

工业企业的经济活动是多方面的，其支出的用途不尽相同，而不同用途的支出，其列支的项目也不同。例如，企业购建固定资产的支出，应计入固定资产的成本；固定资产盘亏损失、固定资产报废清理净损失等应计入营业外支出。企业用于产品生产和销售、组织和管理生产经营活动，以及为筹集生产经营资金所发生的各种支出，即企业日常生产经营管理活动中的各种耗费，应计入产品成本或期间费用。企业应按照国家有关成本开支范围的有关规定，正确核算产品成本和期间费用。凡不属于企业日常生产经营方面的支出，均不得计入产品成本或期间费用，不得乱挤成本；凡属于企业日常生产经营方面的支出，均应全部计入产品成本或期间费用，不得遗漏。乱挤成本会减少企业利润和国家财政收入；少计成本则会虚增利润，使企业成本得不到应有的补偿，从而影响企业生产经营活动的顺利进行。总之，无论是乱挤成本还是少计成本，都会造成成本信息不实，不利于成本管理。因此，企业必须正确划分产品成本与期间费用的界限，防止乱挤成本和少计成本的错误做法出现。

2.正确划分产品生产费用与期间费用的界限

工业企业日常生产经营中所发生的各项耗费，其用途和计入损益的时间有所不同。用于产品生产的费用形成产品成本，并在产品销售后作为产品销售成本计入企业损益。由于当月投产的产品不一定当月完工，当月完工的产品也不一定当月销售，因而当月的生产费用往往不计入当月损益的产品销售成本，而当月发生的销售费用、管理费用和财务费用则作为期间费用，直接计入当月损益。因此，企业为了正确计算产品成本和期间费用，以及企业各月的损益，必须正确划分产品生产费用与各项期间费用的界限。

3.正确划分各月的费用界限

为了按月分析和考核成本计划的执行情况，正确计算各月损益，企业还必须正确划分各月的费用界限。本月发生的费用，都应在本月全部入账，不能将部分费用延至下月入账。更重要的是，应该贯彻权责发生制原则，正确地核算待摊费用和预提费用。本月支付，但属于本月及以后各月受益的费用，应作为待摊费用在各月合理分摊。本月虽未支付，但本月已经受益且应由本月负担的费用，应作为预提费用计入本月。为了简化核算工作，对于数额较小且应跨期摊销和预提的费用，也可以将其全部计入支付月份，而不作为待摊费用和预提费用处理。正确划分各月的费用界限，是保证成本核算正确的重要依据。应当杜绝利用待摊和预提的办法人为地调整各月成本、各月损益的错误做法出现。

4.正确划分各种产品的费用界限

如果企业生产的产品不止一种，为了正确计算各种产品的成本、分析和考核各种产品成本计划或定额成本的执行情况，必须将应计入本月产品成本的生产费用在各种产品之间进行正确地划分。凡属于某种产品单独发生、能够直接计入该种产品的生产费用，均应直接计入该种产品的成本。凡属于几种产品共同发生、不能直接计入某种产品的生产费用则应采用适当的分配方法，分配计入这几种产品的成本；不能在盈利产品与亏损产品之间、可比产品与不可比产品之间任意转移生产费用，借以掩盖成本超支或以盈补亏的实际情况。

5.正确划分完工产品与在产品的费用界限

月末计算产品成本时，如果某种产品已全部完工，那么这种产品的各项生产费用之和就是完工产品成本；如果某种产品均未完工，那么这种产品的各项生产费用之和就是月末在产品成本；如果某种产品既有完工产品，又有在产品，则应将这种产品的各项生产费用采用适当的分配方法在完工产品与月末在产品之间进行分配，并分别计算完工产品成本和月末在产品成本。企业应防止任意提高或降低月末在产品成本、人为地调整完工产品成本的错误做法出现。

上述5个方面费用界限的划分过程，也是产品成本的计算和各项期间费用的归集过程。在这一过程中，应贯彻受益原则，即何者受益或何者负担费用、何时受益或何时负担费用、负担费用的多少应与受益程度的大小成正比。

（三）正确确定财产物资的计价和价值结转方法

工业企业的生产经营过程，同时也是各种劳动的耗费过程。在各种劳动耗费中，财产物资的耗费（即生产资料价值的转移）占了相当大的比重。因此，这些财产物资的计价和价值结转方法是否恰当，会对成本计算是否正确产生重要的影响。企业财产物资的计价和价值结转方法主要涉及以下几个方面：固定资产原值的计算方法、折旧方法、折旧率的种类和高低；固定资产修理费用是否采用待摊或预提方法，以及摊提期限的长短；固定资产与低值易耗品的划分标准；材料成本的组成内容、材料按实际成本进行核算时发出材料单位成本的计算方法、材料按计划成本进行核算时材料成本差异率的种类（个别差异率、分类差异率、综合差异率或本月差异率、上月差异率等）、采用分类差异率时材料差距的大小；低值易耗品和包装物价值的摊销方法、摊销率的高低及摊销期限的长短；等等。

为了正确地计算成本，对于各种财产物资的计价和价值的结转都应采用既合理又简便的方法；国家有统一规定的，应采用国家统一规定的方法。各种方法一经确定，应保持相对稳定，不能随意改变，以保证成本信息的可比性。

（四）做好各项基础准备工作

为了做好成本审核、控制工作，正确及时地计算成本，企业应做好以下各项基础工作。

1.做好消耗定额的制定和修订工作

产品的各项消耗定额，既是编制成本计划、分析和考核成本水平的依据，也是审核和控制成本的标准。在计算产品成本时，往往将产品的原材料和工时的定额消耗量或定额费用作为分配实际费用的标准。因此，为了加强生产管理和成本管理，企业必须建立健全定额管理制度，凡是能够制定定额的各种消耗都应该制定合理、切实可行的消耗定额，并随着生产的发展、技术的进步、劳动生产率的提高，不断修订消耗定额，以充分发挥其应有的作用。

2.建立健全材料物资的计量、收发、领退和盘点制度

成本核算以价值形式来核算企业生产经营管理中的各项费用，但价值形式的核算是以实物计量为基础的。因此，为了进行成本管理、正确地计算成本，必须建立健全材料物资的计量、收发、领退和盘点制度。凡是材料物资的收发、领退在产品、半成品的内部转移，以及产成品的入库等，均应填制相应的凭证，办理审批手续，并严格进行计量和验收。库存的各种材料物资、车间的在产品与产成品均应按规定进行盘点。只有这样，才能保证账实相符及成本计算的正确性。

3.做好原始记录工作

原始记录是反映生产经营活动的原始资料，是进行成本预测、编制成本计划、进行成本核算、分析消耗定额和成本计划执行情况的依据。因此，工业企业对生产过程中材料的领用、动力与工时的耗费、费用的开支、废品的产生、在产品及半成品的内部转移、产品质量检验及产成品入库等，都要有真实的原始记录。成本核算人员要会同企业的计划统计、生产技术、劳动工

资、产品物资供销等有关部门，认真制定符合成本核算及各方面管理需要，既科学又简便易行、讲求实效的原始记录制度；还要组织有关职工认真做好各种原始记录的登记、传递、审核和保管工作，以便及时地为成本核算和相关工作提供正确的资料。

4.做好厂内计划价格的制定和修订工作

在计划管理基础较好的企业中，为了分清企业内部各单位的经济责任，便于分析和考核企业内部各单位成本计划的完成情况和管理业绩，应加速和简化核算工作，对原材料、半成品、厂内各车间相互提供的劳务（如修理、运输等）制定厂内计划价格，作为企业内部结算和考核的依据。厂内计划价格要尽可能符合实际，保持相对稳定，一般在年度内不变。制定了厂内计划价格后，各项原材料的耗用、半成品的转移，以及各车间与部门之间相互提供劳务等，都要先按计划价格计算成本（这种按实际生产耗用量和计划价格计算的成本，称为计划价格成本）。月末计算产品实际成本时，在计划价格成本的基础上，采用适当的方法计算各产品应负担的价格差异（如材料成本差异），再将产品的计划价格成本调整为实际成本。这样，既可以加速和简化核算工作，又可以分清企业内部各单位的经济责任。

（五）按照生产特点和管理要求，采用适当的成本计算方法

产品成本是在生产过程中形成的，产品的生产工艺过程和生产组织不同，所采用的产品成本计算方法也有所不同。计算产品成本是为了加强成本管理，还应根据管理要求，采用不同的产品成本计算方法。企业只有按照产品生产的特点和管理要求，选用适当的成本计算方法，才能正确、及时地计算产品成本，为成本管理提供有用的信息。

二、成本核算方法与要点

（一）选择成本核算方法的原则

（1）正确划分各种费用支出的界限。例如，收益性支出与资本性支出、营业外支出的界限，产品生产成本与期间费用的界限，本期产品成本和下期产品成本的界限，不同产品成本的界限，在产品和产成品成本的界限，等等。

（2）认真执行成本开支的有关法规规定，按成本开支范围处理费用的列支。

（3）做好成本核算的基础工作，包括做好成本核算的原始凭证记录工作，建立健全合理的凭证传递流程；合理制定工时、材料的消耗定额，加强定额管理；建立和健全材料物资的计量、收发、领退、盘存制度；制定内部结算价格和内部结算制度。

（4）根据企业的生产特点和管理要求，选择适当的成本核算方法，确定成本核算对象、费用的归集与计入产品成本的程序、成本计算期、产品成本在产成品与在产品之间的划分方法等。

（二）成本核算方法

成本核算方法有分步法、分批法、品种法、ABC成本法、分类法、定额法等，下面具体介绍前4种。

1.分步法

（1）定义。分步法指以产品生产阶段、步骤作为成本核算对象的一种成本核算方法。

（2）成本核算对象。分步法下的成本核算对象为"步"。"步"是广义的，在实际工作中有丰富的、灵活多样的具体内涵和应用方式。在实际应用中，可以将"步"定义为部门（计算考核"部门成本"）、车间、工序、特定的生产或加工阶段、工作中心，以及上述情况的任意组合。

（3）应用要点。相较于其他方法，分步法在具体计算方法上有很大的不同，这主要因为它是按照生产加工阶段、步骤计算成本的。

在分步法下，有一系列特定的计算流程、方法和含义，分步法的应用一般有以下要点：以产品生产阶段、步骤作为成本核算对象；归集费用、计算成本，成本计算期一般采用会计期间法；期末往往存在本期完工产品、期末在产品，需要采用一定的方法分配生产费用。

（4）适用范围。分步法适用于大批、多步骤、多阶段生产且管理上要求按照生产阶段、步骤、车间计算成本的企业，如冶金、纺织、造纸企业以及其他一些大量流水生产的企业等。

2.分批法

（1）定义。分批法指以产品批别作为成本核算对象的一种成本核算方法。

（2）成本核算对象。分批法是一种广义的成本核算方法，在实际工作中，首先要理解产品中"批"的含义，"批"有"批号""批次"的含义。可以按照产品品种、存货核算中分批实际计价法下的"批"、生产批次、制药企业的产品"批号"、客户订单、其他企业按需要自定义的"批"确定成本核算对象。

（3）应用要点。以"批号""批次"为成本核算对象设立生产成本明细账、成本计算单；成本核算期一般采用工期，一般不存在生产费用在完工产品和在产品之间分配的情况。若生产费用在完工产品、在产品间分配，通常采用定额法。

（4）适用范围。分批法适用于单件、小批生产及按照客户订单组织生产的企业，因而分批法也称为订单法。

3.品种法

（1）定义。品种法指以产品品种作为成本核算对象的一种成本核算方法。

（2）成本核算对象。品种法下的成本核算对象为产品品种。实际工作中，品种法下的成本核算对象也可以是产品类别、产品品种、产品品种规格等。

（3）应用要点。以"品种"为对象设立生产成本明细账、成本计算单；成本计算期一般采用会计期间；以"品种"为对象的归集和分配费用进行成本分析。

（4）适用范围。品种法适用于大批、单步骤生产、管理上只要求考核最终产品的企业，如发电业、采掘业等。

4.ABC成本法

从20世纪70年代开始，一些发达国家开始研究ABC成本法（作业成本法），现在已经被很多国家采用，它是一种将制造费用等间接费用以"作业"为费用归集和分配对象的方法，能够更加合理地分配间接费用，使成本的计算更加合理。由于它只是间接费用的一种分配方法，企业还要结合其他核算方法进行成本核算。

成本管理系统能够满足企业成本核算的各种核算方法的选择，但各个企业的成本核算还有许多具体、特殊的要求。因此，建议企业在成本核算中选择适当的成本核算方法，并规范成本的核算过程，一旦确定一种成本核算方法之后，不要随意改变。

（三）成本核算要点

（1）确定成本核算的目的。成本核算有多种目的，如存货计价、计算销售成本和确定收益、成本决策和成本控制、产品定价等。

（2）确定成本核算的对象。核算目的的不同决定了核算对象的多样化，如以各种类、各批别、各生产步骤产品作为成本核算对象，计算产品的总成本和单位成本，或以各个责任单位为成本核算对象，计算责任成本等。

（3）确定成本核算的内容。成本核算的内容一般包括费用的归集与分配、产品成本核算两部分。费用的归集与分配要求：首先确定成本开支的范围，明确各种费用支出的界限，对于不应计入产品成本的费用予以剔除；测定和记录所积累的成本数据，按照一定程序进行归集，并采用一定标准在各个成本核算对象间进行分配；最后汇总所耗用的费用总数。产品成本核算就是按照成本核算对象，把汇总的费用进行分配，计算出各个对象的总成本和单位成本。由于一个企业往往生产多种产品，月末通常存在在产品，因此对于工业企业还要将生产过程的费用在各种产品之间、产成品和在产品之间进行分配，以求得各种产成品的总成本和单位成本。

三、费用

（一）费用的概念

费用是企业生产经营过程中发生的各项耗费。企业为生产产品和提供劳务等发生的直接材料、直接人工、产品进价和其他直接费用，直接计入生产经营成本；企业为生产产品和提供劳务所发生的各项间接费用，应当按一定标准分配计入生产经营成本。企业行政管理部门为组织和管理生产经营活动而发生的管理费用和财务费用，为销售和提供劳务而发生的进货费用、销售费用等，应当作为期间费用，直接计入当期损益。

（二）费用的确认条件

在确认费用时，首先应当区分生产费用与非生产费用的界限。生产费用指与企业日常生产经营活动有关的费用，如生产产品所发生的原材料费用、人工费用等；非生产费用指不属于生产费用的费用，如用于购建固定资产所发生的费用等。其次，应当区分生产费用与产品成本的界限。生产费用与一定生产的期间相关，而与生产的产品无关；产品成本与一定品种和数量的产品相关，与发生在哪一期间无关。最后，应当区分生产费用与期间费用的界限，生产费用应当计入产品成本，而期间费用直接计入当期损益。

费用的确认除应当符合定义外，还应当满足严格的条件，即费用只有在经济利益很可能流出而导致企业资产减少或负债增加，且经济利益的流出额能够可靠计量时才能予以确认。因此，费用的确认应当符合以下条件：一是与费用相关的经济利益可能流出企业；二是经济利益流出的企业会导致资产的减少或负债的增加；三是经济利益的流出额能够可靠计量。

（三）费用的特征

（1）费用最终会导致企业资源的减少，这种减少具体表现为企业的资金支出。从这个意义上说，费用是资源流出企业，它与资源流入企业所形成的收入相反，也可理解为资产的耗费，其目的是取得收入，从而获得更多的资产。

（2）费用最终会减少企业的所有者权益。一般而言，企业的所有者权益会随着收入的增长而增加；相反，费用的增加会减少所有者权益，但是所有者权益的减少也不一定都列入费用，如企业发生的偿债性支出和向投资者分配利润，显然减少了所有者权益，但不能归入费用。

（3）费用可能表现为资产的减少或负债的增加，或二者兼而有之。

（四）费用的分类

1.按照经济内容分类

生产费用按经济内容分类时，产品的生产过程也是物化劳动（包括劳动对象和劳动手段）和活劳动的耗费过程。因此，生产过程中发生的生产费用，按其经济内容分类，可划归为劳动对象、劳动手段和活劳动方面的费用三大类。

生产费用按照经济内容分类，即在这一分类的基础上，划分为以下9种费用。

（1）材料费用。

（2）燃料费用。

（3）外购动力费用。

（4）工资费用。

（5）提取的职工福利费。

（6）折旧费。

（7）其他生产费用。

（8）税金。税金指应计入企业管理费用的各种税金，如矿产资源补偿费、保险保障基金等。

（9）其他支出。其他支出指不属于以上各类但应计入产品成本或期间费用的费用支出，如差旅费、租赁费、外部加工费及保险费等。

按照以上费用要素反映的费用，称为要素费用。将费用划分为若干要素进行分类核算的作用有以下两点：一是可以反映企业一定时期内在生产经营中发生了哪些费用、数额各是多少，据以分析企业各个时期各种费用的构成和水平；二是反映了企业生产经营中外购材料、燃料费用和职工工资的实际支出，可为企业核定储备资金定额、考核储备资金的周转速度，以及编制材料采购资金计划和职工工资计划提供资料。但是，将费用划分为若干要素进行分类不能说明各项费用的用途，不便于分析各种费用的支出是否合理、有效。

2.按照经济用途分类

工业企业在生产经营中发生的费用可以分为计入产品成本的生产费用和直接计入当期损益的期间费用。下面分别介绍这两类费用。

（1）生产费用按照经济用途的分类。计入产品成本的生产费用在产品生产过程中的用途不尽相同，有的直接用于产品生产，有的间接用于产品生产。因此，为具体反映计入产品成本的生产费用的各种用途，提供产品成本构成情况，还应将其划分为若干个项目，即产品生产成本项目（简称产品成本项目或成本项目）、生产费用按照经济用途分类核算的项目。工业企业一般应设置以下几个成本项目。

①原材料，也称直接材料，指直接用于产品生产并构成产品实体的原料、主要材料，以及有助于产品形成的辅助材料费用。

②燃料及动力，也称直接燃料及动力，指直接用于产品生产的各种燃料和动力费用。

③生产工资及福利费，也称直接人工，简称工资及福利费，指直接参加产品生产的工人工资及福利费。

④制造费用，指间接用于产品生产的各项费用，以及虽直接用于产品生产，但不便于直接计入产品成本，因而没有专设成本项目的费用（如机器设备的折旧费用）。制造费用包括企业内部生产单位（分厂、车间）的管理人员工资及福利费、固定资产折旧费、修理费、租赁费（不包括融资租赁费）、机物料消耗、低值易耗品摊销、取暖费、水电费、办公费、运输费、保险费、设计制图费、试验检验费、劳动保护费、季节性或修理期间的停工损失，以及其他制造费用。

企业可根据生产特点和管理要求对上述成本项目做适当调整。对于管理上需要单独反映、控制和考核的费用，以及产品成本中比重较大的费用，应专设成本项目，否则，为了简化核算，不必专设成本项目。例如，废品损失在产品成本中所占比重较大，在管理上需要对其进行重点控制和考核，则应单设"废品损失"成本项目。又如，如果工艺上耗用的燃料和动力不多，为了简化核算，可将其中的工艺用燃料费用并入"原材料"成本项目，将其中的工艺用动力费用并入"制造费用"成本项目。

（2）期间费用按照经济用途的分类。工业企业的期间费用按照经济用途可分为销售费用、管理费用和财务费用。

①销售费用指企业在产品销售过程中发生的费用，以及为销售本企业产品而专设的销售机构的各项经费，包括运输费、装卸费、包装费、保险费、展览费和广告费，以及为销售本企业产品而专设的销售机构（含销售网点、售后服务网点等）的职工工资及福利费、类似工资性质的费用、业务费等。

②管理费用指企业为组织和管理企业生产经营所发生的各项费用，包括企业的董事会和行政管理部门在企业的经营管理中发生的，或应由企业统一负担的公司经费（包括行政管理部门职工工资、修理费、机物料消耗、低值易耗品摊销、办公费和差旅费等）、工会经费、待业保险费、劳动保险费、董事会费（包括董事会成员津贴、会议费和差旅费等）、聘请中介机构费、咨询费（含顾问费）、诉讼费、业务招待费、技术转让费、矿产资源补偿费、无形资产摊销、职工教育经费、研究与开发费、排污费、存货盘亏或盘盈（不包括应计入营业外支出的存货损失）、计提的坏账准备和存货跌价准备等。

③财务费用指企业为筹集生产经营所需资金所发生的各项费用，包括利息支出（减利息收入）、汇兑损失（减汇兑收益）以及相关的手续费等。

3.其他分类方法

（1）生产费用按与生产工艺的关系分类。计入产品成本的各项生产费用，按与生产工艺的关系，可以分为直接生产费用和间接生产费用。直接生产费用指由于生产工艺本身引起的、直接用于产品生产的各项费用，如原料费用、主要材料费用、生产工人工资和机器设备折旧费等。间接生产费用指与生产工艺没有直接联系，间接用于产品生产的各项费用，如机物料消耗、辅助生产工人工资和车间厂房折旧费等。

（2）生产费用按计入产品成本的方法分类。计入产品成本的各项生产费用，按计入产品成本的方法，可以分为直接计入费用（一般称为直接费用）和间接计入费用（一般称为间接费用）。直接计入费用指可以分清哪种产品的耗用，并可以直接计入某种产品成本的费用。间接计入费用指不能分清哪种产品的耗用、不能直接计入某种产品成本，而必须按照一定标准分配计入有关的产品成本的费用。

生产费用是按与生产工艺的关系和按计入产品成本的方法分类的，它们之间既有区别又有联系。直接生产费用在多数情况下是直接计入费用，如原料、主要材料费用等大多能够直接计入某种产品成本；间接生产费用在多数情况下是间接计入费用，如机物料消耗大多需要按照一定标准分配计入有关的产品成本。但是，它们毕竟是生产费用的两种不同分类，因而直接生产费用与直接计入费用、间接生产费用与间接计入费用不能等同。例如，在只生产一种产品的企业（或车间）中，直接生产费用和间接生产费用都可以直接计入这种产品的成本，因而均属于直接计入费用。又如，在用同一种原材料，同时生产几种产品的联产品生产企业（或车间）中，直接生产费用和间接生产费用都需要按照一定标准分配计入有关的各种产品成本，因而均属于间接计入费用。

四、成本核算程序与科目设置

（一）成本核算程序

成本核算程序指从生产费用发生开始，到算出完工产品总成本和单位成本为止的整个成本核算的过程。成本核算程序一般分为以下6个步骤。

（1）生产费用支出的审核。企业对发生的各项生产费用支出，应根据国家、上级主管部门和本企业的有关制度、规定进行严格审核，以便对不符合制度和规定的费用发生，以及各种浪费、损失等行为加以制止或追究经济责任。

（2）确定成本核算对象和成本项目，开设产品成本明细账。企业的生产类型不同，成本管理要求不同，成本核算对象和项目也有所不同。企业应根据生产类型的特点和成本管理的要求，确定成本核算对象和项目，并根据确定的成本核算对象开设产品成本明细账。

（3）进行要素费用的分配。对发生的各项要素费用进行汇总，编制各种要素费用分配表，按其用途分配计入有关的生产成本明细账。对能确认某一成本核算对象耗用的费用直接计入产品成本费用，如直接材料、直接工资，应直接计入"生产成本——基本生产成本"科目及其有关的产品成本明细科目；对于不能确认成本核算对象所耗用的费用，则应按其用途进行归集与分配，分别计入"制造费用""生产成本——辅助生产成本"和"废品损失"等综合费用科目。

（4）进行综合费用的分配。对计入"制造费用""生产成本——辅助生产成本"和"废品损失"等科目的综合费用，月末采用一定的分配方法进行分配，并计入"生产成本——基本生产成本"及有关的产品成本明细科目。

（5）进行完工产品成本与在产品成本的分配。通过要素费用和综合费用的分配，以及所发生的各项生产费用的分配，所发生的各项生产费用均已归集在"生产成本——基本生产成本"科目及有关的产品成本明细科目中。在没有在产品的情况下，产品成本明细科目所归集的生产费用即为完工产品总成本；在有在产品的情况下，需将产品成本明细科目所归集的生产费用按一定的方法在完工产品和月末在产品之间进行分配，从而计算出完工产品成本和月末在产品成本。

（6）计算产品的总成本和单位成本。在品种法、分批法下，产品成本明细账中计算出的完工产品成本即为产品的总成本；分步法下，则需根据各生产步骤成本明细账进行逐步结转或平行汇总，才能计算出产品的总成本。以产品的总成本除以产品的数量，就可以计算出产品的单位成本。

（二）成本核算的科目设置

为了进行成本核算，企业一般应设置"基本生产成本""辅助生产成本""制造费用""废品损失""销售费用""管理费用""长期待摊费用"等科目。

1."基本生产成本"科目

基本生产指为完成企业主要生产目的而进行的产品生产。为了归集基本生产所发生的各种生产费用，计算基本生产产品成本，应设置"基本生产成本"科目。该科目借方登记企业为进行基本生产而发生的各种费用；贷方登记转出的完工入库的产品成本；期末余额在借方，表示基本生产的在产品成本，即基本生产在产品占用的资金。

2."辅助生产成本"科目

辅助生产指为基本生产服务而进行的产品生产和劳务供应。辅助生产所提供的产品和劳务有时也对外销售，但这不是它的主要目的。为了归集辅助生产所发生的各种生产费用，计算辅助生产所提供的产品和劳务的成本，应设置"辅助生产成本"科目。该科目借方登记企业为进行辅助生产而发生的各种费用；贷方登记完工入库产品的成本或分配转出的劳务成本；期末余额在借方，表示辅助生产在产品的成本，即辅助生产在产品占用的资金。

"辅助生产成本"科目应按辅助生产车间和生产的产品、劳务分设明细分类账，账内按辅助生产的成本项目或费用项目分设专栏或专行进行明细登记。

3."制造费用"科目

企业为了核算生产产品和提供劳务而发生的各项制造费用，应设置"制造费用"科目。该科目借方登记实际发生的制造费用；贷方登记分配转出的制造费用；除季节性生产企业外，该科目月末应无余额。

"制造费用"科目应按部门、车间设置明细分类账，账内按费用项目设立专栏进行明细登记。

4."废品损失"科目

需要单独核算废品损失的企业，应设置"废品损失"科目。该科目借方登记不可修复废品的生产成本和可修复废品的修复费用；贷方登记废品残料回收的价值、应收的赔偿款，以及转出的废品净损失；该科目月末应无余额。

"废品损失"科目应按车间设置明细分类账，账内按产品品种分设专户，并按成本项目设置专栏或专行进行明细登记。

5."销售费用"科目

企业为了核算在产品销售过程中所发生的各项费用及为销售本企业产品而专设的销售机构的各项经费，应设置"销售费用"科目。该科目借方登记实际发生的各项产品销售费用；贷方登记期末转入"本年利润"科目的销售费用；期末结转后该科目应无余额。

"销售费用"科目的明细分类账应按费用项目设置专栏，进行明细登记。

6."管理费用"科目

企业行政管理部门为了核算组织和管理生产经营活动而发生的各项管理费用，应设置"管理费用"科目。该科目借方登记发生的各项管理费用；贷方登记期末转入"本年利润"科目的管理费用；期末结转后该科目应无余额。

"管理费用"科目的明细分类账应按费用项目设置专栏，进行明细登记。

7."财务费用"科目

企业为了核算筹集生产经营所需资金而发生的各项费用，应设置"财务费用"科目。该科目借方登记发生的各项财务费用；贷方登记应冲减财务费用的利息收入、汇兑收益，以及期末转入"本年利润"科目的财务费用；期末结转后该科目应无余额。

"财务费用"科目的明细分类账应按费用项目设置专栏，进行明细登记。

8."长期待摊费用"科目

企业为了核算已经支出但摊销期限在1年以上（不含1年）的各项费用，应设置"长期待摊费用"科目。该科目借方登记实际支付的各项长期待摊费用；贷方登记分期摊销的长期待摊费用；该科目的余额在借方，表示企业尚未摊销的各项长期待摊费用的摊余价值。

"长期待摊费用"科目应按费用种类设置明细分类账，进行明细核算。

第三章　直接费用的核算

一、生产费用要素与产品成本项目

（一）生产费用要素

在企业产品生产的过程中发生的能用货币计量的生产耗费，称为生产费用。生产费用按照经济性质（内容）划分，可分为劳动对象消耗的费用、劳动手段消耗的费用和活劳动中必要的劳动消耗费用（或构成成本的活劳动费用）。这在会计上称为生产费用要素，它由下列项目组成。

（1）外购材料。指企业为进行生产而耗用的一切从外部购进的原材料、主要材料、辅助材料、半成品、包装物、修理用备件和低值易耗品等。

（2）外购燃料。指企业为进行生产而耗用的一切从外部购进的各种燃料，包括固体燃料、液体燃料和气体燃料。

（3）外购动力。指企业为进行生产而耗用的一切从外部购进的各种动力，包括电力、热力和蒸汽等。

（4）工资。指企业所有应计入生产费用的职工工资。

（5）职工福利费。指企业按职工工资的一定比例计提并计入费用的职工福利费。

（6）折旧费。指企业按照规定对固定资产计算提取并计入费用的折旧费。

（7）利息支出。指企业计入期间费用等的借入款项利息净支出（即利息支出减利息收入后的净额）。

（8）税金。指计入企业管理费用的各种税金，如印花税、城镇土地使用税、房产税和车船税等。

（9）其他支出。指不属于以上各项要素但应计入产品成本或期间费用的支出，如邮电费、差旅费、租赁费、外部加工费和保险费等。

将生产费用要素划分为若干要素进行反映与核算，有助于企业了解在一定时期内发生了哪些生产费用、各要素的比重是多少，借以分析企业各个时期各种要素费用支出的水平。这种费用的划分，能将物化劳动的耗费从劳动耗费中清晰地分离出来，进行单独反映，为企业计算工业净产值和国家计算国民收入提供资料，也可为企业控制流动资金占用及编制材料采购计划提供依据。

（二）产品成本项目

生产费用按经济用途可分为计入和不计入产品成本的生产费用。对于计入产品成本的生产费用，按其用途还可以进一步划分为若干项目，称为产品成本项目（以下简称"成本项目"）。企业进行成本核算时可设置以下成本项目。

（1）原材料。指直接用于产品生产并构成产品实体或主要成分的原料、主要材料与外购半成品，以及有助于产品形成的辅助材料。

（2）燃料和动力。指直接用于产品生产的各种燃料和动力费用。

（3）工资和福利费。指直接参加制造产品的生产工人的工资，以及按规定比例计提的职工福利费用。

（4）废品损失。指企业在生产过程中产生了废品而造成的损失。对于废品较多或废品损失在产品成本中所占的比重较大，且需要单独加以核算的企业，可以设此项目进行组织核算。

（5）停工损失。停工指企业因材料供应不足、电力中断、机器大修理、计划减产或非常自然灾害等引起的生产停滞。企业基本生产车间因停工发生的各种费用而造成的损失称为停工损失，可设"停工损失"项目对停工损失进行核算，一般应计入产品成本。

（6）制造费用。指企业为生产产品和提供劳务而发生的各项间接费用，包括企业生产单位（分厂、车间）的管理人员工资和福利费、折旧费、修理费、办公费、水电费、机物料消耗费用和劳动保护费用等。

以上按经济用途划分的各个成本项目不是固定不变的，应根据企业的生产特点和成本管理要求来决定。一般情况下，成本项目可分为3个，即直接材料、直接人工、制造费用。采用分步法核算产品成本的企业，为了核算半成品成本，可增设"自制半成品"成本项目。如企业需要单独核算职工福利费，可把"直接人工"成本项目分设为"直接工资"和"其他直接支出"个成本项目。

（三）费用与成本的联系与区别

1.费用与成本的联系

（1）费用与成本都是耗费与补偿的统一。不管是费用还是成本，它们的发生都伴随着企业一定资财的耗费，均会导致企业有关资产的流出或对一定负债的承诺。企业在一定期间所发生的经营性耗费，必然会表现为有关的费用或成本；企业发生一定费用与成本也必然要求有新的资财流入以补偿耗费。可见，费用与成本是耗费与补偿的统一。

（2）从计算当期利润的角度来看，成本是费用的一部分，即费用包括了成本。在会计期末，应遵循配比原则，把有关的收入和相关的费用相互配比，计算本期利润或亏损。如一部分固定资产成本转化为折旧费用，原材料成本转化为制造费用、管理费用或产成品成本，再由产成品成本转化为产品销售成本，由本期营业收入弥补，即成本在企业当期生产经营过程中转为了费用。

（3）从对象化角度来看，成本是对象化的费用。这里的对象仅指发生的成本可直接归集在某特定对象上。如车间生产甲产品，在一个期间内发生的原材料费用、生产工人工资、制造费用均直接归集在甲产品的生产成本中。

（4）费用和成本都具有盈利性。企业支付一定的费用或成本，不仅要考虑能否收回成本，还要考虑获利能力。如企业本月支付50万元的广告费，产品市场占有率能提高1%，通过市场占有率的提高而带来的收益可能大于支付的广告费。

（5）费用和成本的发生都是企业在生产经营过程中必然发生的经济现象。企业为了达到一定的经济目的，为了取得某一资产，必然会发生一定的费用和成本。因此，可以给企业费用和成本下同一个综合定义：费用和成本是企业为保障生产经营的正常运转，或为实现一定的经济目的，或为取得某一项资产的所有权而发生的资财的耗费或负债的承诺。

2.费用与成本的区别

（1）成本是固化了的资本，而费用是蒸发了的资本。成本的发生必然导致企业拥有或控制某一资产，这一资产以实物或以非实物形态存在，从资本运动角度来看，它此时处于固化的状态。费用的发生必然导致企业资财的耗费或负债的承诺，由于发生了费用而使企业的资本蒸发（消耗）到了周围环境（经济圈）中，它此时处于资本的蒸发状态。在此，把企业一定的资本比喻为一潭水，那么固化的"水"则是企业某期或前期发生的成本，而蒸发的"水"则是该期发生的费用。"水"的固化从长期来说只是暂时的、相对的。因此，也可以认为，成本是等待蒸发的资本。企业在资本蒸发的过程中，必须有新的资本流入，不然企业的资本便会逐渐枯竭而使企业破产倒闭。

（2）从狭义来看成本和费用，费用与一定的期间相联系，而成本与一定种类和数量的产品或劳务相联系。

二、直接材料的核算

（一）材料的分类与计价

1.材料的分类

材料是工业企业生产加工的劳动对象，是产品生产中必不可少的物质要素。工业企业的材料品种繁多、规格复杂、收发频繁，为了便于管理与核算，相对准确地计算产品成本，必须对材料进行科学分类。按生产经营过程中的作用不同，材料可分为以下六类。

（1）原料及主要材料。指经过生产加工后构成产品实体或主要成分的各种原料和材料，如加工企业炼铁用的铁矿石、纺纱用的原棉、炼油用的原油、制造机器用的钢材等。在化学工业中，经过化学反应后形成产品主要成分的各种原料和材料，如氯碱工业生产烧碱用的食盐，化肥工业生产合成氨用的煤、焦炭等，都属于原料及主要材料。企业如有作为进一步加工用的外购半成品，其性质与原材料一样，也是用来加工生产以构成产品实体或主要成分的劳动对象，因而也可列入本类。

（2）辅助材料。指直接用于生产过程，有助于产品的形成或为产品生产创造正常劳动条件，但不构成产品主要实体的各种材料。漂染用的漂白剂、染料，防腐用的油漆，化学反应中用的各种触媒、催化剂，维护机器用的润滑油、防锈剂，清洁用的扫帚、抹布，照明用的电灯泡等，都属于辅助材料。

（3）燃料。指在生产过程中用来燃烧发热的各种燃料，包括固体燃料、液体燃料和气体燃料，如煤、汽油、天然气等。

（4）修理用备件。指为修理本企业的机器设备和运输设备等专用的各种备品配件，如齿轮、阀门、轴承等。

（5）包装物。指为包装本企业产品，并准备随同产品一起出售的，或者在销售过程中租借给购货单位使用的各种包装用的物品，如桶、箱、坛、袋、瓶等。

（6）低值易耗品。指单位价值较低，容易耗损的各种工具、管理用具、玻璃器皿，以及劳保用品等。从性质上看，低值易耗品并不是劳动对象，而是劳动资料，不具备固定资产的条件，因此把它列为材料的一类。

上述分类，是按照材料在生产过程中的作用来划分的，因而同一种材料在不同的企业中，有可能划分在不同的类别中，当然也存在一种材料兼有多种用途，这时应按其主要用途进行分类。不仅如此，为了加强材料实物的管理、满足成本核算工作的需要，各类材料还可以按其物理性能、技术特征、规格等标准进一步分类。

2.材料的计价

为了反映和监督材料物资的增减变动情况，正确核算产品成本中的材料费用，原则上必须按实际成本对材料进行计价。但每一种材料在日常核算中，既可以采用实际成本计价，也可以采用计划成本计价。

（1）按实际成本计价。指每一种材料的收发结存量，都按其在采购（或委托加工、自制）过程中所发生的实际成本进行计价。采用这一计价方法，可以比较准确地核算产品成本中的材料费用和材料资金的实际占用额。由于材料实际成本会发生变动（为确定外购材料的实际采购成本、运杂费等项支出，也需要在各种购入材料之间进行分配），当其发生变动后，就必须相应地调整库存材料和发出材料的实际单位成本，这样就会增大材料日常收发的核算工作量，从而影响核算的及时性。因此，这种计价方法通常适用于材料品种较少、收发材料次数不多的企业。

（2）按计划成本计价。指每一种材料的收发结存量，都按预先确定的计划成本计价。至于计划成本与实际成本之间的差额（即材料成本差异额），则另行按各类材料或全部材料综合核算，以便和计划成本重新结合，求得材料收发结存的实际成本。在按计划成本计价的条件下，每种材料的实际成本不是直接计算出来的，如发出材料和库存材料的实际成本，都是以其计划成本为基础，把每种材料与归它负担的材料成本差异额重新结合而求得的。材料成本差异额又是按各类材料甚至全部材料综合计算的，这使得计算出来的产品成本中的材料费用和各类材料资金的实际占用额不完全相等。因此，这种计价方法通常适用于材料实际成本变动不大、材料品种多、收发材料频繁的企业，可以减少材料日常收发核算的工作量。

在计价问题上，企业可以根据管理与核算的需要灵活运用这两种计价方法。例如，对采购成本经常有较大变动的少数主要材料，可以按实际成本计价；而对其余材料，则按计划成本计价。这样既能正确地计算材料成本，又能简化材料的日常核算工作。

（二）材料成本的核算内容

1.材料成本的构成内容

材料成本应以企业取得或加工生产该种材料所发生的实际支出为基础计算。由于企业材料来源不同，其成本构成的具体内容也不同。

（1）外购材料成本。外购材料成本包括以下七类。

①买价，即销货单位开出的发票价格，进口材料则为材料物资的清单标价和进口加成费。

②运杂费，即将材料从销货单位运达企业仓库前所发生的包装、运输、装卸搬运、保险及仓储等费用，进口材料成本包括国外运杂费、保险费、关税、工商税、银行手续费及国内运杂费等。

③运输途中的合理损耗费用。

④支付的各种税金。

⑤入库前的整理挑选费用，包括整理挑选过程中发生的费用支出和损耗扣除、回收下脚料等价值后的支出。

⑥大宗材料的市内交通费。

⑦其他费用，即与采购材料有关的其他费用支出。

（2）委托加工材料成本。委托外单位加工本企业所需要的材料物资，其成本包括加工中耗用材料物资的实际成本、支付的加工费用、为加工材料物资支付的往返运杂费等。

（3）自制材料成本。包括在制造过程中实际发生的直接材料费、直接工资费用及其他费用。

2.材料采购成本的核算

在材料日常核算采用实际成本计价的情况下，产品成本中材料成本的核算以实际成本为计价原则，即发出材料的计价要按照取得该种材料时的实际支出为标准。企业取得的材料，除了少数自制和委托加工的材料，绝大多数是从外部采购的。因此，正确计算采购材料的实际成本，对于正确计算产品成本有着重大的影响。

外购材料成本由买价、运杂费、途中合理损耗、税金、大件材料的市内交通费、整理挑选费等费用构成。由于采购的材料往往不止一种，在采购多种材料时，应分清哪些费用可直接计入各种材料的采购成本，哪些费用不能直接计入，而哪些费用必须按各种材料的重量或买价等的比例分摊后计入各种材料的采购成本。

（三）材料费用的核算

1.耗用材料的凭证

工业企业仓库发出的材料，主要是由生产车间领用，此外还可能由于对外销售和委托加工等原因而发出材料。为了正确计算发出材料的价值和产品成本中的材料费用，领发材料必须严格办理凭证手续，生产领用材料涉及的凭证一般有"领料单""限额领料单""领料登记表"等。

（1）领料单。领料单是一次性使用的领发料凭证，由领料单位填制，经负责人签章后，据以办理领发料。领料单见表3-1。

表3-1　领料单

领料单位：　　　　　用途：　　　　　日期：　　　　　发料仓库：

材料编号	材料类别	名称	规格	计量单位	数量		成本	
					申领	实发	单价/元	金额/元

发料人：　　　　　领料人：　　　　　领料单位负责人：　　　　　主管：

在企业中，领发没有消耗定额的材料和临时需要用的材料，通常使用领料单作为领发料凭证。

（2）限额领料单。限额领料单是对指定的材料在规定领料限额内，多次领发料的凭证。限额领料单见表3-2。

表3-2　限额领料单

领料单位：　　　　　　　　　　　　　　　　　　　年　　月　　日

材料名称：　　　　　　发料仓库：

计划产量：　　　　　　单位消耗定额：　　　　　编号：

材料编号	材料名称	规格	计量单位	单价/元	领用限额	全月实用	
						数量	金额/元
领料日期	申领数量	实发数量	领料人签章		发料人签章		限额结余

供应部门负责人：　　　　　生产部门负责人：　　　　　仓库管理员：

在工业企业中，限额领料单通常用于有消耗定额的材料领发。

（3）领料登记表。在工业企业中，有些材料（如螺丝、螺帽、垫圈等）的领发，次数多、数量零星、价值不高，为了简化手续，平时领用这类材料时，可以不填制领料单，由领料人在领料登记表上登记领用数量并签章证明，据以办理发料手续；到月末，由仓库根据领料登记表按领料单位和用途汇总填制领料单。领料登记表见表3-3。

表3-3　领料登记表

材料类别：　　　　　　领料单位：

材料编号：　　　　　　发料仓库：

材料名称规格：　　　　年　　月　　日　　　　　　计量单位：

日期	领用数量		发料人	领料人	备注
	当日	累计			
材料单价/元：			合计金额/元：		

需注意的是，对于已领但月末尚未耗用的材料，都应当办理退料手续，以便如实反映材料的实际消耗，正确计算产品成本中的材料费用。如果余料下个月不再继续使用，则应填制退料单（或用红字填制领料单），并连同材料退回仓库；如果余料下个月需继续使用，则应办理"假退料"手续（即于本月底同时填制退料单和下月初的领料单），但材料不退回仓库，退料单和领料单要送交仓库办理转账。

2.耗用材料的计价

耗用材料的计价既可以采用实际成本进行，也可以采用计划成本进行。

（1）耗用材料按实际成本计价。材料的核算按实际成本计价时，由于取得材料的地点和时间不同，即使是同一品种、同一规格的材料，其采购的实际成本可能也不同。那么，生产耗用的材料和其他发出的材料应该怎么计价呢？这关系到产品成本中材料费用的准确性问题。《企业会计准则》规定，企业可以选择使用先进先出法、月末一次加权平均法和移动加权平均法等方法来进行计价。

①先进先出法。指假定先购入的材料先发出，每批发出材料的成本，按材料中最先购入的那批材料的单价计算。如果发出材料的数量超过库存材料中最先购入的那批材料的数量，超过部分依次按下一批购入材料的单价计算。采用这种计价方法时，要依次查明有关各批次购入材料的实际单价；发出一批数量较大的材料时，则要应用两种以上的单价进行计算。

采用先进先出法进行计价时，材料期末结存数是按照后进的实际成本计算的，从而期末材料价值接近现行（重置）成本，但进入产品成本的材料费是按先进的实际成本计算的，会偏离现行成本，所以必须考虑企业具体情况。如果各批材料的取得成本比较稳定，那么不论对产品成本还是库存材料价值的影响都不大，但如果材料的取得成本随时间不断上涨，则已被生产耗用且应由产品成本来补偿的价值就偏低，利润就会被虚增。

②月末一次加权平均法。指在月末，以某种材料的月初结存数量和本月购进数量为权数，计算出该材料的平均单位成本的一种方法。这种方法是将某材料的本次进料金额与本次进料前库存材料金额之和除以本次进料数量与本次进料前库存材料数量之和，以求得该种材料的月末平均单价，作为本月发出材料成本的单价，其计算公式如下。

$$月末平均单价 = \frac{本次进料金额 + 本次进料前库存材料金额}{本次进料数量 + 本次进料前库存材料数量} \tag{1}$$

$$发出材料成本 = 发出材料数量 \times 月末平均单价 \tag{2}$$

月末一次加权平均法的优点是计算简便。缺点有两点：第一，采用这种方法，必须到月末才能计算出全月的加权平均单价，这显然不利于核算的及时性；第二，按照月末加权平均单价计算的期末库存材料价值，与现行成本相比，有比较大的差异。当物价呈现上升趋势时，月末一次加权平均单价将低于现行成本；当物价呈现下降趋势时，月末一次加权平均单价将高于现行成本。

③移动加权平均法。指以每次购进材料数量和购进前库存材料数量为权数，来计算库存材料平均单位成本的一种方法。即某种材料在每次进货时，将本次进料金额与本次进料前库存材料金额之和除以本次进料数量与本次进料前库存材料数量之和，求得移动平均单价，作为本月计算某种材料每批次发出成本的单价。其计算公式如下。

$$移动平均单价=\frac{本次进料金额+本次进料前库存材料金额}{本次进料数量+本次进料前库存材料数量} \quad （3）$$

$$发出材料成本=发出材料数量×移动平均单价 \quad （4）$$

移动加权平均法的优点是能够随时计算平均单位成本，有利于及时进行成本计算；缺点是计算工作量大，适用于进货次数少的材料。

【案例3-1】某商店2019年1月1日A商品期初结存1 000件，每件进价15元。1月A商品购进和销售情况如下（销售和购买均以银行存款收付）。

①1月2日，购入500件，每件进价16元。

②1月8日，销售900件，每件售价25元。

③1月14日，购入800件，每件进价17元。

④1月23日，销售1 100件，每件售价25元。

要求：分别按照先进先出法、月末一次加权平均法、移动加权平均法计算1月发出商品成本（主营业务成本）。

计算如下：

①先进先出法。

900×15=13 500（元）

$100 \times 15 + 500 \times 16 + 500 \times 17 = 18\ 000$（元）

$13\ 500 + 18\ 000 = 31\ 500$（元）

②月末一次加权平均法。

$2\ 000 \times [(1\ 000 \times 15 + 500 \times 16 + 800 \times 17) \div (1\ 000 + 500 + 800)] \approx 2\ 000 \times 15.91 \approx 31\ 820$（元）

③移动加权平均法。

$900 \times [(1\ 000 \times 15 + 500 \times 16) \div (1\ 000 + 500)] \approx 900 \times 15.33 \approx 13\ 797$（元）

$1\ 100 \times [(600 \times 15.33 + 800 \times 17) \div (600 + 800)] \approx 1\ 100 \times 16.28 \approx 17\ 908$（元）

$13\ 797 + 17\ 908 = 31\ 705$（元）

（2）耗用材料按计划成本计价。在我国，有的企业是按计划成本对材料进行计价的，对每种材料的收发和结存都可按照事先确定的计划单位成本进行计量和记录。材料按计划成本计价具有以下特点。

①材料收发的原始凭证、各种材料的总分类核算与明细分类核算均按计划成本进行计量和记录。

②材料的实际成本以及实际成本与计划成本之间的差额（超支或节约），则通过"材料采购"和"材料成本差异"等科目进行核算。当材料的计划成本与实际成本之间发生差异时，应按材料类别或全部材料进行综合核算并统一分摊其差异额。具体计算的方法是按照入库材料所形成的差异额和差异率将生产中耗用的材料计划成本调整为实际成本，计算公式如下。

发出材料实际成本＝发出材料计划成本±发出材料应分配的差异额　　（5）

发出材料应分配的差异额＝发出材料计划成本×材料成本差异率　　（6）

$$材料成本差异 = \frac{月初结存材料成本差异额 + 本月收入材料成本额}{月初结存材料计划成本 + 本月收入材料计划成本} \qquad （7）$$

为了简化计算，便于及时核算自制材料和委托加工材料的实际成本，上述材料成本差异率计算公式可采用月初数进行计算，公式如下。

$$材料成本差异率=\frac{月初结存材料成本差异额}{月初结存材料计划成本} \qquad （8）$$

【案例3-2】"原材料"借方余额24 000元，"材料成本差异"借方余额400元，甲材料的计划单位成本为24元。1月发生业务如下：

①1月5日，向甲公司购入甲材料4 000千克，价款98 000元，运杂费2 400元，增值税17 748元，款项尚未支付，材料已经验收入库。该批材料的计划成本为96 000元。

②1月30日，生产A产品领用甲材料3 000千克，计划成本为72 000元；生产B产品领用甲材料1 500千克，计划成本36 000元。

要求：计算本月材料成本差异率及生产A产品所领用的甲材料、生产B产品所领用的甲材料的实际成本。

计算如下：

材料成本差异率=（4 400+400）÷（24 000+96 000）=0.04

A产品应负担的差异额=0.04×72 000=2 880（元）

生产A产品领用的甲材料的实际成本72 000+2 880=74 880（元）

B产品应负担的差异额=0.04×36 000=1 440（元）

生产B产品领用的甲材料的实际成本=36 000+1 440=37 440（元）

（四）材料费用的归集与分配

企业在生产过程中所耗用的直接材料费用是指制造产品（提供劳务）过程中耗用的，构成产品实体或主要成分，或有助于产品形成的各种材料物资的货币表现。它包括产品制造过程中耗用的原料及主要材料、辅助材料、外购半成品、燃料、动力、包装物等直接材料费用。对于制造产品（或提供劳务）所耗用的直接材料，月末应根据领发料凭证编制"材料费用分配表"

（或称"材料费用汇总分配表"）进行归集、分配。

　　对生产产品耗用的材料进行归集和分配时，应遵循的原则：凡属于某种产品或某种劳务耗用的直接材料费用，应直接计入"生产成本—基本生产成本—某产品（或劳务）"账户，或计入"生产成本—辅助生产成本—某产品（或劳务）"科目的直接材料费用项目。关于这部分的直接材料费用，可以根据领料单按产品进行归集。对于几种产品共同耗用的材料费用，在领用时无法确定每种产品耗用多少，需按照一定标准在各种产品之间进行分配，然后根据分配环节和对象进行归集；对于车间、管理部门，以及其他部门为组织和管理生产而领用的材料不能视为直接材料费用，这部分费用应按照费用的发生地点和用途加以归集和分配。

　　对于多种产品共同耗用材料费用的分配，其分配标准有很多，如定额耗用量比例、生产量比例、产品的体积、产品的重量等。

1.定额耗用量比例法

　　采用定额耗用量比例法分配材料费用时，首先应根据各种产品的产量和单位消耗定额计算出相应的定额耗用量，再根据需分配的材料费用总额和各种产品的定额耗用总量计算分配率，最后根据各种产品的定额耗用量乘以分配率计算出该产品应负担的材料费用。其计算公式如下：

　　某产品的定额耗用量=该产品的实际产量×该产品的单位消耗定额　（9）

　　材料费用分配率=需分配的材料费用总额÷各种产品材料定额耗用量之和　　　　　　　　　　　　　　　　　　　　　　　　　　　　　　（10）

　　某产品应负担的材料费用=该产品定额耗用量×材料费用分配率　（11）

　　【案例3-3】假设甲企业制造A、B两种产品，共同耗用原材料费用6 500元。其中生产A产品200件，单位消耗定额5千克；生产B产品100件，单位消耗定额3千克。

要求：采用定额耗用比例法计算原材料费用分配率及A、B产品应负担的材料费用。

计算如下：

材料费用分配率=6 500÷（200×5+100×3）=5（元/千克）

A产品应负担的原材料费用=200×5×5=5 000（元）

B产品应负担的原材料费用=100×3×5=1 500（元）

应注意，企业在进行材料费用分配时，对于退库的余料和回收废料，必须分别根据退料凭证、废料交库凭证，在领料凭证的数额中加以扣除或办理"假退料"手续。

2.材料定额成本比例法

材料定额成本比例法是以材料定额成本为分配标准，在多种受益产品之间分配材料费用的方法。其计算公式如下：

某产品的材料定额成本=该产品实际产量×（单位产品材料消耗定额×材料计划单价）　　　　　　　　　　　　　　　　　　　（12）

材料费用分配率=应分配的材料费用÷受益产品的材料定额成本之和

　　　　　　　　　　　　　　　　　　　　　　　　　　（13）

某产品应分配的材料费用=该产品的材料定额成本×材料费用分配率

　　　　　　　　　　　　　　　　　　　　　　　　　　（14）

【案例3-4】甲企业生产A、B两种产品，耗用材料费用共计64 000元。本月投产A产品100件，B产品200件。单位产品材料消耗定额：A产品12千克，B产品10千克。材料计划单价为10元/千克。

要求：采用材料定额成本比例法分配A、B产品实际耗用原材料费用。

计算如下：

A产品原材料定额成本=100×（12×10）=12 000（元）

B产品原材料定额成本=200×（10×10）=20 000（元）

原材料费用分配率=64 000÷（12 000+20 000）=2

A产品应分配的原材料费用=12 000×2=24 000（元）

B产品应分配的原材料费用=20 000×2=40 000（元）

根据领发料凭证，或根据领发料凭证编制的"材料费用分配表"进行总分类和明细分类核算。会计分录如下。

借：生产成本——基本生产成本——A产品　　24 000

　　　　　　　　　　　　　——B产品　　40 000

　　贷：原材料　　　　　　　　　　　　　　64 000

三、人工费用的核算

（一）人工费用的分类

人工费用一般指工资，是企业支付给职工的劳动报酬，是产品成本的组成部分。为了做好工资费用的核算工作，必须明确企业工资总额的构成及其分类。工资总额是各单位在一定时间内直接支付给本单位全部职工的劳动报酬，由6个部分组成：计时工资，计件工资，奖金，津贴和补贴，加班、加点工资，特殊情况下支付的工资。

1.工资费用按性质分类

一定时期内以货币形式支付给职工的劳动报酬总额，称为工资总额。在商品经济制度下，工资总额按其性质可分为以下5类。

①基本工资。指发放给生产工人的基本工资。

②工资性补贴。指按规定标准发放的物价补贴，如煤气、燃气补贴，交通补贴，住房补贴，流动施工津贴等。流动施工津贴是补偿职工在流动施工时的劳动消耗及生活费用而额外支出的工资形式。

③生产工人辅助工资。指生产工人年有效施工天数以外非作业天数的工资，包括职工学习、培训期间的工资，调动工作、探亲、休假期间的工资，因气候影响的停工工资，女职工哺乳期间的工资，病假在6个月以内的工资及产假、婚假、丧假假期的工资。

④职工福利费。指按规定标准计提的职工福利费。

⑤劳动保护费。指确因工作需要为雇员配备或提供工作服、手套、安全保护用品等所发生的支出，范围包括工作服、手套、洗衣粉等劳动保护用品，解毒剂等安全保护用品，清凉饮料等防暑降温用品，以及按照劳动部门等规定的对接触有毒物质、矽尘作业、放射线作业和潜水、沉箱作业、高温作业等5类工种所享受的由劳动保护费开支的保健食品。对于支付给职工，但不属于工资性质的支出不能列入工资费用，如科学技术进步奖、合理化建议奖、劳动保险支出、劳动保护费用支出、离退休职工的各项福利支出等。

2.工资费用按计入成本项目分类

企业职工在产品生产经营过程中的分工、服务对象不同，其工资结构及计入费用的项目也不同。在企业职工中，有的是直接从事产品制造或为产品生产提供服务的工人，有的是为产品正常生产经营履行管理职能的管理人员，由于他们在生产中所处的岗位不同、作用不同，因而支付给他们的工资在生产经营和成本计算中所列支的项目和层次也不同。具体分为以下两个层次。

（1）直接支付给从事产品制造的工人工资。这种工资与产品生产直接发生关系，因此，应以"工资"成本项目计入产品成本。

（2）支付给其他人员的工资。这些工资与产品生产不发生直接关系，因此一般不计入"工资"成本项目，应根据人员所属部门，以"工资"明细费用项目计入部门费用之中。如基本生产车间管理人员的工资计入"制造费用"中的工资明细项目，而企业管理人员的工资则计入"管理费用"中的工资明细项目。如有其他人员工资不属于生产经营成本费用的，应根据其服务对象、性质及用途另行组织核算和处理。

3.工资费用按计入形式分类

（1）计时工资或计件工资。指按计时工资标准和工作时间，或对已做工作按计件单价支付给个人的劳动报酬。

（2）奖金。指对超额劳动和增收节支支付给个人的劳动报酬，如节约奖、劳动竞赛奖等。

（3）津贴和补贴。指为了补偿职工特殊或额外的劳动消耗和因其他特殊原因支付给个人的津贴，以及为了保证职工工资水平不受物价影响支付给个人的物价补贴，如流动施工津贴、特殊地区施工津贴、高温（寒）作业临时津贴、高空作业津贴等。

（4）加班、加点工资。指按规定支付的在法定节假日工作的加班工资和在法定工作时间外延时工作的加点工资。

（5）特殊情况下支付的工资。指根据国家法律、法规和政策规定，因疾病、工伤、产假、计划生育假、婚丧假、事假、探亲假、定期休假、停工学习、执行国家或社会义务等原因按计时工资标准或计时工资标准的一定比例支付的工资。

（二）直接人工费用核算的原始凭证

为了正确地计算产品成本中的人工费用，必须做好工资费用的归集与分配工作，这就需要正确的各项原始记录，包括考勤记录、产量和工时记录等。

1.考勤记录

考勤记录是反映企业职工出勤和缺勤情况的记录，是计算职工工资和分配工资费用的依据。考勤记录的形式有考勤簿和考勤卡片两种。考勤簿是按车间、部门设置，根据各单位在册人员的编号、性质逐日登记，月末对该月个人出勤情况进行归类汇总登记；若有人员变更（包括级别、职务变更，人员迁入迁出等），应根据人事部门的通知，在考勤簿上做出相应的调整。考勤记录也可以采用考勤卡片的形式，按人设置，每人每年一张，在年初或职工调入时开设。若有人员变更，应根据人事部门的通知，在考勤卡片上做出相应的调整或注销。采用这种考勤形式时，月终由考勤人员负责汇总统计出每位职工全月的出勤情况。

除上述两种考勤形式外，另有翻牌法、移牌法或打卡机打卡计时法等考勤记录形式。不论采用何种形式考勤，考勤的内容和项目基本相同。车间和部门考勤人员将考勤登记汇总，由车间、部门负责人签章后，连同有关证明文件报送车间核算人员和财会部门，据以计算职工工资和分配工资费用。

2.产量和工时记录

产量和工时记录是登记每一位工人或每一个生产小组在出勤时间内完成产品的数量、质量和单位产品耗用工时数量的原始记录，它为计算计件工资和在各产品间按工时分配费用提供依据，也是考核工时定额、明确生产工人的责任、考核劳动生产率水平的依据。

由于工艺特点和管理要求不同，产量和工时记录在不同行业、不同企业和不同劳动组织的车间或班组，其具体格式、登记程序也不尽相同，一般有工作通知单、工序进程单和工作班产量记录。

（1）工作通知单又称派工单、工票，是以每一位工人或每一个生产小组按照特定工序所从事的生产劳动为对象设置的产量和工时的记录。生产调度部门根据生产作业计划的安排进行签发，通知工人照单进行工作。工作完成后，工人填好单内项目，同产品一并交付检验人员验收。工作通知单经签章后可作为计算计件工资的凭证。

（2）工序进程单又称加工路线单，是以加工的产品为对象而开设的产量和工时记录。由于加工的产品一般需要经过若干工序连续进行加工，因此工序进程单要随着加工对象一起移交至下一道工序，并顺次登记各道工序加工的实际产量和实耗工时，以及各道工序间加工对象的交接数量。工序进程单是按加工对象开设的，可能会出现一张工序进程单上记录了几个班组的产量或一个班组个人的产量记录在几张工序进程单上的情况，对于统计产量、计算工资有不便之处。因此，为了弥补工序进程单的不足，还需要设置工作班产量记录。

（3）工作班产量记录是按班组设置的，用以反映班组生产数量和所用的工时数量的记录。工作班产量记录是各种生产类型通用的产量和工时记录，它同工序进程单结合使用，能更全面地提供核算所需要的资料。

直接人工费用核算工作，除上述考勤记录、产量记录和工时记录以外，如果有发生各种代扣款项，也应取得各种原始记录，如代扣房租、水电费用的扣款通知单等，这些原始记录应在月终结算工资之前送交财会部门，以便在工资结算时据以扣除相应款项。

（三）人工费用的归集

1.工资的计算与汇总

正确地计算应付工资是工资费用核算的基础。由于各类企业实行的工资制度不同，具体的计算方法应根据企业的具体规定进行。下面介绍3种常用的工资计算方法，即计时工资制、计件工资制和浮动工资制。

（1）计时工资制是根据劳动者的实际劳动时间和工资等级，以及工资标准来支付劳动报酬的工资形式。

①计时工资制的特点。

a.直接按照劳动时间计量报酬，适应性强。

b.考核和计量容易实行，具有适应性和及时性。

c.其明显的不足是不能直接反映劳动强度和劳动效果。

②计时工资制的构成及形式。

a.计量劳动与支付报酬的时间单位。

b.计量劳动量与相应报酬的技术标准。

c.劳动者所付出的实际有效劳动时间。

③计时工资制的优点。

a.计时工资制主要取决于劳动者本人的技术业务水准或本人所在岗位（职务）相应的工资标准，而不直接取决于工作物或劳动对象的技术业务水准。

b.计时工资制强调员工本人的技术业务水准的高低，有利于员工努力学习科技文化和业务知识，不断提高自己的技术业务水平和劳动熟练程度，从而提高劳动工作质量。

c.内容和形式简便明确，稳定性较强，因此便于计算和管理。

d.计时工资不会导致员工的工作情绪过度紧张，且工资收入水平取决于既定的工资标准，对员工收入、生活水平及身心健康有较大的保障。

④计时工资制的缺点。

由于计时工资只能反映员工的技术熟练程度、劳动繁重程度和劳动时间长短的差别，不能全面反映同等级员工在同一工作时间内支付劳动量和劳动成果的差别，可能在一定程度上造成平均主义。因此，企业在实行计时工资制时，普遍实行奖励制度，以弥补计时工资制的不足。

⑤计时工资制的计算公式。

a.按月工资扣除缺勤工资计算工资，其计算公式如下：

应付工资=月标准工资+各种工资性津贴-（事假日数×日工资标准）-（病假日数×日工资标准×病假应扣工资比例）　　　　　　（15）

b.按出勤日数计算工资，其计算公式如下：

应付工资=（出勤日数×日工资标准）+奖金+各种工资性津贴+（病假日数×日工资标准×病假应发工资比例）　　　　　　（16）

上式中的日工资标准的计算公式如下：

$$日工资标准 = \frac{月工资标准}{平均每月工作日数} \tag{17}$$

上式中平均每月工作日数有两种计算方法，一是按平均每月日数30.4天（即365÷12）计算；二是按平均每月法定工作日数20.83天（即250÷12）计算（现在平均每月法定工作日数应该是365天扣减法定节假日即115天后，再除以12个月）。这两种方法的不同点在于，前者是按节假日不付工资，因而缺勤期内的节假日就不扣工资。

目前我国还在实行8小时工作制，日工资标准除以8，就是小时工资标准，又称小时工资率。这就是计时工资计算的过程。

（2）计件工资制。指按照生产的合格品的数量（或作业量）和预先规定的计件单价来计算报酬，而不是直接用劳动时间来计算报酬的一种工资制度。劳动定额和计件报酬标准是计件工资制的重要因素。计件工资制是落实按劳分配原则的主要工资形式之一。根据《中华人民共和国劳动法》规定，对实行计件制工作的劳动者，用人单位应该根据标准工时制度合理确定劳动定额和计件报酬标准。劳动定额，通常是指在特定的生产技术和组织条件下，为生产一定数量的产品或完成一定量的工作所规定的劳动消耗量的标准，其基本表现形式有两种：一是生产单位产品消耗的时间，即时间定额；二是单位时间内应当完成的合格产品的数量，即产量定额。计件报酬标准，又称计件单价，是按照工人在规定的工时内应完成的劳动定额、与工作物等级相应的计时标准工资，并结合工人现行工资水平来确定的。工作物等级是根据各种工作物的技术复杂程度、劳动繁重程度、责任大小和不同的生产设备状况等条件来确定的。企业实行计件工资制，应合理确定计件单价。劳动定额修改时，计件单价应做相应的修改。其中，劳动定额是指按照职工生产合格产品的数量（或作业数量）和预先规定的计件单价计发报酬的一种工资形式。

实行计件工资制的工种或单位应具备以下条件：

①产品数量能准确计量。

②有明确的质量标准，并能对其进行准确检验。

③产品的数量和质量主要取决于工人的主观努力。

④具有先进、合理的劳动定额和较完整的原始记录。

⑤生产任务饱满，原材料、燃料、动力供应和产品销路正常，并需要工人增加产量。

（3）浮动工资制。浮动工资制是把基本工资的一部分或全部与奖金结合在一起，随企业经济效益的高低和职工劳动成果的多少而上下浮动的一种工资制度。浮动工资作为一种新的工资形式，有其特定的内容：一是职工劳动报酬的一部分或全部是浮动的，而不是固定不变的；二是工资浮动的直接依据是职工本人的劳动贡献大小；三是工资浮动还取决于企业（车间或其他经济核算单位）的经营收益状况。具备上述3个要素，即可称为浮动工资，缺少任何一个要素都不能称为浮动工资。

①浮动工资制的特点。浮动工资制的突出特点是改变完全按照参考工资标准发放等级标准工资的方法，将职工的标准工资和奖金、津贴等结合在一起，依据职工劳动贡献的大小和企业经营状况的好坏进行考核，浮动发放工资。这一做法把职工的劳动报酬与其本人的劳动成果和企业的经济效益更直接、紧密地联系起来，不但能体现不同等级职工之间的劳动差别，而且能体现同等级职工之间和同一职工不同时期的劳动差别，能比较准确地反映职工实际付出的劳动量，还能体现企业不同时期经营状况的变化对职工工资的影响，从而更好地落实按劳分配原则。

②浮动工资制的作用。

a.在一定程度上克服了工资分配中的平均主义。实行浮动工资制，突破了完全按等级分配工资的老方法，把职工工资与职工个人的劳动成果紧密联系起来。职工在达到某一技术等级后，如果不努力工作，未完成本技术等级应完成的实际生产任务，他将拿不到该等级的标准工资。浮动工资制改善了标准工资"旱涝保收"的现象，使按劳分配原则在实践中得到了较好的体现，用经济手段鼓励先进、鞭策后进、促进生产的发展。

b.有利于促进企业管理水平的提高。实行浮动工资制，要求对企业的经营效果和职工的劳动贡献进行严格的计量和考核，要求做到工作有标准、效果有考核、好坏有奖惩，这对于健全岗位责任制、加强经济核算、建立劳动定额的管理和考核制度等基础工作，无疑起到有力的促进作用。同时，实行浮动工资制也促进干部责任制的落实和企业各项管理制度的建立和健全，从而提高企业管理水平。

c.有利于提高职工队伍的素质。实行浮动工资制，有利于改变过去职工不关心企业生产经营成果和不重视提高技术及业务水平的状况。浮动工资制把个人的收入、劳动成果及利益同企业的经济效益联系起来，从而促使职工积极进取，努力生产，钻研并提高技术和业务水平，关心企业生产经营状况，发扬热爱工作、热爱集体的思想风气，有利于提高整个职工队伍的素质。

d.有利于贯彻兼顾国家、企业和职工三者利益的原则。实行浮动工资制，改变了过去职工的劳动报酬与企业经济效益和本人劳动贡献脱节的状况，把职工的劳动报酬与企业的经济效益和本人的劳动贡献紧密联系起来。职工劳动贡献大、企业经济效益好，国家可以多收，企业可以多留，职工也能相应多得；反之，职工劳动贡献小，企业经济效益差，国家就会少收，企业也会少留，职工的收入则相应下降。这样做有利于合理安排国家、企业和个人三者的利益关系，使职工个人收入的增长建立在国家多收、企业多留的基础之上。

（4）浮动工资制的形式。

a.全额浮动。全额浮动即把职工的全部标准工资与奖金，以及部分工资性津贴联系在一起，按企业的经营成果和个人完成或超额完成工作量的情况进行考核，浮动发放工资。

b.部分浮动。部分浮动即把职工的标准工资的一部分和奖金联系在一起，根据经济责任制完成情况进行考核，并浮动发放工资。在实践中，有3种具体办法：一是按相对额浮动，即按同个百分比提取每个职工标准工资的一部分与奖金捆绑在一起浮动；二是按同一绝对额浮动，即每个职工从标准工资中拿出同一数额与奖金捆绑在一起进行浮动；三是分档次按不同绝对额浮动，即不同等级的职工，各拿出不同数额的标准工资与奖金捆绑在一起进行浮动。

以上对每个职工的应付月工资额，是按照计时制、计件制和浮动制进行计算的。在实际工作中，企业往往为方便职工而代为缴纳水电费、房租之类的款项。因此，实发工资应为应发工资减去代扣款项。根据上述资料编制"工资结算表"，由企业财会部门汇总并编制"工资结算汇总表"，据以办理工资结算。

2.工资的结算

企业办理职工工资结算手续，一般可按车间、部门编制"工资结算表"或按每个职工设立的工资卡片来计算对每个职工的应付工资、代扣款项和实发工资。工资结算表应一式多份，其中一份由职工签章后作为财会部门办理工资结算和支付的凭证。

每个职工每年设置一张工资卡片，其内容和填写方法与工资结算表相同，职工领取工资后在工资卡片上签章，然后财会部门将工资卡片收回。采用工资卡片可减少每月抄写全企业职工名单的工作。

根据"工资结算表"或"工资卡片"汇总编制一张"工资结算汇总表"。劳动定额是在一定生产、技术组织条件下，采用科学合理的方法，对生产单位合格产品或完成一定工作任务的活劳动消耗量所预先规定的限额。这一张汇总表既是企业与职工进行工资结算的依据，又是工资分配计入成本的依据。

（四）人工费用的分配

人工费用的分配即工资费用的分配，是指将企业职工的工资按照其用途分配计入当期各种产品成本和当期损益。直接从事产品生产的生产工人工资（包括采用计件形式支付的标准工资和只生产一种产品的生产工人工资）应单独地分配计入各种产品成本；车间管理人员的工资应计入制造费用，然后与其他间接费用一起分配计入各种产品成本；生活福利部门人员的工资应计入应付职工福利费；企业行政管理部门人员的工资应计入管理费用；长期病假人员的工资应计入管理费用。

计入本月产品成本的工资，可以根据上月职工的考勤和产量记录计算的应付工资额进行分配，即按上月实际发生的工资额计算分配本月产品应负担的工资费用，这样可能出现本月支付给职工的工资额与本月分配计入产品成本的工资额不一定相等的情况。因此，这种方法适用于各月工资总额比较稳定的企业；计入本月产品成本的工资，还可以根据本月职工的考勤和产量记录计算的应付工资额进行分配，即按本月实际发生的工资额计算分配本月产品应负担的工资费用，这样就能比较正确地反映各月的工资水平，提高计算各月产品成本的正确性，采用这种方法致使月末工作量增大。

工资费用应通过编制工资费用分配表进行分配。编制时，应根据各车间的工资结算表等凭证编制各车间的工资费用分配表，表内按生产工人和管理人员等职工类别分别填列，其中生产工人工资应按照产品的品种填列。财会部门根据各车间的工资费用分配表、各部门的工资结算凭证和长期病假人员工资结算凭证等，汇总编制"工资费用分配汇总表"，据以进行汇总分类核算。

（五）职工福利费的计提与分配

新会计制度规定，用于职工福利方面的资金分为两部分：一部分用于职工个人福利，从成本费用中提取，从企业销售收入中取得补偿，在未支付分配给个人前，形成负债性基金，设置"应付职工薪酬——应付福利费"科目核算，在资产负债表上列为流动负债；另一部分用于职工集体福利设施，从税后利润中提取，在"盈余公积"科目中设置"公益金"明细科目进行核算，在资产负债表上列为所有者权益。下面只介绍从成本费用中提取的职工福利费。按现行会计制度规定，列入成本费用的职工福利费应按职工工资总额扣除各种奖金后的14%从成本费用中提取（列支）。其计算公式如下：

职工福利费=计提福利费的工资总额×规定的提取比例　　　　（18）

职工福利费的计提一般是通过编制"职工福利费提取及分配表"进行的，在实际工作中也可以将该表与"工资费用分配汇总表"结合进行编制。企业提取的职工福利费，就其实质来说是一种应付的工资附加支出，因此亦属于工资附加费，其列支可参照工资的分配方法，提取时与工资费用分配方向相同，分别借记"生产成本""制造费用""管理费用""在建工程""其他应付款"（或其他应收款）、"营业外支出"等科目，贷记"应付职工薪酬——福利费"。但应指出，对于按医务及福利部门人员的工资总额提取的福利费，应记入"管理费用"科目。

第四章　间接费用的核算

一、折旧费用的核算

（一）折旧方法

固定资产在生产经营过程中，由于发生损耗而逐渐、部分地转移到产品成本或费用中去的那一部分价值，称为折旧，也可以理解为固定资产因损耗而减少的价值。分期转入产品成本或费用中去的折旧叫作折旧费用。

计算折旧的方法是多种多样的，采用不同方法，会使得计算某一会计期间的折旧费用不相等，从而影响该会计期间的产品成本，同时还会影响固定资产的账面净值。因此，企业必须根据具体情况慎重选用折旧方法。在同一个企业里，由于固定资产的用途不同、性能不同，可以选用不同的折旧方法。

1.年限平均法

采用年限平均法计提折旧的固定资产，一般认为其各期损耗较为平均，且各期取得收入的比例大致相等。在年限平均法下，每期折旧金额在平面直角坐标系中表现为一条平行于X轴的线段（起点在Y轴上），因此年限平均法下的折旧费用是一种固定成本。

固定资产在一定时间计提折旧额的大小，主要取决于下列因素：固定资产的原值、预计使用年限、固定资产报废清理时所取得的残余价值收入和支付的各项清理费用。

固定资产残余价值收入是指固定资产清理时剩下的残料或零部件等的变价收入。固定资产清理费用是指清理固定资产时发生的耗费。固定资产残余价值收入扣除清理费用后的净额即固定资产净残值。在实际工作中，为了反映固定资产在一定时间内的损耗程度，便于计算折旧，每月计提的折旧额一般根据固定资产的原值乘以月折旧率计算，其计算公式如下：

某项固定资产年折旧额=（该项固定资产原值–该项固定资产预计残值+该项固定资产预计清理费用）÷该项固定资产预计使用年限　　　（1）

某项固定资产月折旧额=该项固定资产年折旧额÷12　　　　　（2）

某项固定资产年折旧率=该项固定资产年折旧额÷该项固定资产原值×100%　　　　　　　　　　　　　　　　　　　　　　　　　（3）

某项固定资产月折旧率=该项固定资产月折旧额÷该项固定资产原值×100%　　　　　　　　　　　　　　　　　　　　　　　　　（4）

上述固定资产折旧率是按个别固定资产计算的，通常称为"个别折旧率"。为了简化计算，往往采用分类折旧率和综合折旧率。分类折旧率是按结构相似或其他条件大致相同的某一类固定资产折旧额计算的平均折旧率；综合折旧率是按企业各项固定资产折旧额计算的平均折旧率。

分类折旧率和综合折旧率的计算应以个别固定资产的原价和应计提的折旧额为基础，其计算公式如下：

年综合（或分类）折旧率=企业（或某类）的各项固定资产年折旧额之和÷企业（或某类）的各项固定资产原值之和×100%　　　（5）

月综合（或分类）折旧率=年综合（或分类）的折旧率×100%　　（6）

从上述公式可以看出，单项固定资产月折旧额是用该项固定资产原值乘以月折旧率求得的，其计算公式如下：

某项固定资产月折旧额=该项固定资产原值×该项固定资产月折旧率

（7）

根据上述公式分别计算出每项应计提折旧的固定资产的月折旧额后，逐项相加之和即为企业每月应计提的固定资产折旧总额。逐项计算固定资产折旧额的工作量太大，为了简化计算，除新建企业在开始计提固定资产折旧的头一个月必须分别按每项固定资产逐一计算单项折旧额外，以后每月都只需以上月计提的折旧额作为基础，根据固定资产的增减变动情况来计算本月应计提的固定资产折旧额；每月计提固定资产折旧时，一般是根据月初应计提折旧的固定资产账面原值来计算，本月增加的固定资产，本月不计提折旧，本月减少的固定资产，本月照提折旧。因此，本月固定资产应计提折旧额的计算公式如下：

本月固定资产应计提折旧额=上月计提的折旧额+上月增加固定资产应计提的折旧额−上月减少固定资产应计提的折旧额 （8）

2.工作量法

采用工作量法计提折旧的固定资产，一般认为其在工作时损耗的价值是较为平均的，但在工作以外基本无法提供经济效益。实际上，工作量法是年限平均法的补充和延伸。工作量法细分为工作小时法、工作台班法和行驶里程法。

（1）工作小时法。

某项固定资产本月应计提折旧额=（该项固定资产原值−预计残值+预计清理费用）÷该项固定资产预计总工作小时 （9）

某项固定资产本月应计提折旧额=该项固定资产单位工时折旧额×该项固定资产本月实际工作小时 （10）

（2）工作台班法。

某项固定资产每台班折旧额=（该项固定资产原值−预计残值+预计清理费用）÷该项固定资产预计总工作台班 （11）

某项固定资产本月应计提折旧额=该项固定资产每台班折旧额×该项固定资产本月实际工作台班 （12）

（3）行驶里程法。

该项固定资产单位里程折旧额=（该项固定资产原值–预计残值+预计清理费用）÷该项固定资产预计总行驶里程　　　　　　　　　　　（13）

某项固定资产本月应计提折旧额=该项固定资产单位里程折旧额×该项固定资产本月实际行驶里程　　　　　　　　　　　　　　　　（14）

按相关规定，企业的大型生产设备按工作小时法计提折旧；大型建筑施工机械按工作台班法计提折旧；交通运输企业和其他企业专业车队的客车、货车则按行驶里程法计提折旧。

3.年数总和法

采用年数总和法计提折旧的固定资产，一般认为其常年处于强震动、高腐蚀的状态，或其所在行业技术进步、产品更新换代较快。在年数总和法下，折旧金额在平面直角坐标系中表现为一条斜率为负数的线段。因此，折旧费用是一种变动成本。其计算公式如下：

年折旧额=（原值–预计净残值）×尚可使用年数÷年数总和　　（15）

年数总和=n(n+1)÷2　　（n为使用年限）　　　　　　　　　（16）

采用这种方法计提折旧，其各年的折旧费用逐年递减。从上式可知，应提年折旧额（原值–预计净残值）是固定不变的，而折旧率（尚可使用年数÷年数总和）为递减分数。因此，固定资产使用前期计提折旧额大，后期计提折旧额小，实际上是加快了折旧的速度，故年数总和法是一种加速折旧的方法。

4.双倍余额递减法

双倍余额递减法是在固定资产使用年限最后两年的前面各年，用年限平均法下折旧率的两倍作为固定的折旧率乘以逐年递减的固定资产期初净值，得出各年应提折旧额；在固定资产使用年限的最后两年改用年限平均法，将倒数第二年初的固定资产账面净值扣除预计净残值后的余额在最后两年平均分摊的方法。双倍余额递减法是一种加速折旧法,这种方法下,假设固定资产的服务潜力在前期消耗较大,在后期消耗较少。为此,在使用前期多计提折旧,后期少计提折旧,从而相对加速折旧。采用双倍余额递减法计提折旧的固定资产,一般认为其常年处于超强度损耗状态,在各期取得的收入也因此递减。在双倍余额递减法下,折旧金额在平面直角坐标系中表现为一条折线,前期是一条斜率为负数的直线,到最后两期变为与X轴平行的线段。因此前期的折旧费用是一种变动成本,最后两期的折旧费用是一种固定成本,其计算公式如下:

年折旧率=2÷预计的折旧年限×100%　　　　　　　　　　（17）

年折旧额=固定资产期初折余价值×年折旧率　　　　　　　（18）

月折旧率=年折旧率÷12　　　　　　　　　　　　　　　　（19）

月折旧额=年初固定资产折余价值×月折旧率　　　　　　　（20）

最后两年固定资产期初账面净值=固定资产原值-累计折旧　（21）

最后两年每年折旧额=（固定资产原值-累计折旧-净残值）÷2　（22）

【案例4-1】某企业有一项固定资产,该固定资产原值为100 000元,预计使用年限为5年,预计净残值为2 000元。

要求:计算采用双倍余额递减法计提折旧时各年的折旧率和折旧额;计算采用年数总和法计提折旧时各年的折旧率和折旧额。

（1）采用双倍余额递减法。

年折旧率=2/5×100%=40%

第一年应提取的折旧额=100 000×40%=40 000（元）

第二年应提取的折旧额=（100 000-40 000）×40%=24 000（元）

第三年应提取的折旧额=（60 000-24 000）×40%=14 400（元）

第四年年初账面净值=100 000-40 000-24 000-14 400=21 600（元）

第四年、第五年提取的折旧额=（21 600-2 000）÷2=9 800（元）

（2）采用年数总和法。

年数总和=1+2+3+4+5=15

固定资产计提折旧基数=100 000−2 000=98 000（元）

第一年折旧率=5÷15≈33%

第一年折旧额=98 000×33%=32 340（元）

第二年折旧率=4÷15≈27%

第二年折旧额=98 000×27%=26 460（元）

第三年折旧率=3÷15=20%

第三年折旧额=98 000×20%=19 600（元）

第四年折旧率=2÷15≈13%

第四年折旧额=98 000×13%=12 740（元）

第五年折旧率=1÷15≈7%

第五年折旧额=98 000×7%=6 860（元）

（二）固定资产折旧范围的确定

1.计提折旧的固定资产

（1）房屋和建筑物。

（2）在用的机器设备、仪器仪表、运输车辆、工具器具。

（3）季节性停用及修理停用的设备。

（4）以经营租赁方式租出的固定资产和以融资租赁方式租入的固定资产。

2.不计提折旧的固定资产

（1）已提足折旧仍继续使用的固定资产。

（2）以前年度已经估价单独入账的土地。

（3）提前报废的固定资产。

（4）以经营租赁方式租入的固定资产和以融资租赁方式租出的固定资产。

3.特殊情况

（1）已达到预定可使用状态的固定资产，如果尚未办理竣工决算，应当按照暂估价值入账，并计提折旧。待办理竣工决算手续后，再按照实际成本调整原来的暂估价值，不需要调整原已计提的折旧额。当期计提的折旧作为当期的成本或费用处理。

（2）处于更新改造过程中停止使用的固定资产，应将其账面价值转入在建工程，不再计提折旧。更新改造项目达到预定可使用状态转为固定资产后，再按照重新确定的折旧方法和该项固定资产尚可使用寿命计提折旧。

（3）因进行大修理而停用的固定资产，应计提折旧，并计入相关资产成本或当期损益。

（三）折旧费用的计算与归集

折旧费用的计算与归集是准确计算产品成本的条件之一，要做好这项工作，除了选择适当的折旧方法，还必须做好以下几项工作。

1.正确确定应计提折旧的固定资产范围和价值

在企业里有多种多样的固定资产，但并非所有固定资产都要计提折旧。正确确定应计提折旧的固定资产范围及其价值，是正确计算折旧费用的前提。

从计提范围看，企业在用的固定资产包括经营用固定资产、非经营用固定资产、租出固定资产等，一般均应计提折旧。具体范围包括房屋和建筑物，在用的机器设备、仪器仪表、运输工具，季节性停用、大修理停用的设备，以融资租赁方式租入的固定资产和以经营租赁方式租出的固定资产。不计提折旧的固定资产包括未使用、不需要用的机器设备，以经营租赁方式租入的固定资产和以融资租赁方式租出的固定资产；在建工程项目交付使用以前的固定资产，已提足折旧仍继续使用的固定资产，未提足折旧提前报废的固定资产，国家规定不提折旧的其他固定资产（如土地）等。

从应计折旧的价值看，折旧应从固定资产投入使用之日开始计提，到停止使用或减少使用之日停提。要计提折旧的固定资产就一个单位（企业、车间）来说，都是以月初固定资产原值为基础，所以当月增加的固定资产就不计提折旧；当月减少的固定资产照提折旧。因此，在计提折旧时，首先应对所有应计提折旧的固定资产是否属于当期应提对象做出判断；其次要检查固定资产应计提对象的原值是否有多计或漏计的情况，做到计算准确。

2.合理估计固定资产使用年限和预计净残值

正确计算折旧，除了要正确确定固定资产原值，还要合理估计固定资产的使用年限，使用年限的长短会直接影响折旧额的大小，从而影响产品成本的高低。由于企业固定资产种类多，使用情况不同，如果让企业、车间组织人员评估使用年限，可能会出现同一种类、同一性能的固定资产的使用年限差距较大的情况。为了使企业成本有可比性，我国对主要固定资产的折旧年限（即使用年限）有统一规定，可作为企业计算折旧的依据。

此外，计算折旧时，还有两个重要的估计数，即预计残值和预计清理费用。一般预计净残值（预计残值–预计清理费用）按规定可以确定为固定资产原值的3%～5%。这些数值的合理确定是正确计算折旧的重要前提条件。

3.采用适合的折旧率计算折旧

从理论上讲，企业可以用个别折旧率、分类折旧率和综合折旧率对固定资产计提折旧。个别折旧率是对每一项固定资产确定的折旧率，采用这种折旧率计算折旧费用时，要分别按每一项固定资产的原始价值与折旧率相乘，单独计算其折旧费用，然后按一定类别或全企业固定资产汇总出某一时期的总折旧费用。采用个别折旧率计算折旧时，汇总的总折旧费用较为精确，但工作量大。为了简化核算手续，有的企业就采用分类折旧率进行计算。

分类折旧率是指按固定资产类别来确定的折旧率，是将条件和使用情况（如可使用年数、估计残值、清理费用，以及工作班次等）大体相同或相似的同类固定资产归为一类，按类别确定其折旧率。其计算出的折旧费用与按个别折旧率计算出来的折旧费用差别不大，但可以减少工作量。目前，我国多数企业采用分类折旧率计提折旧。

综合折旧率是指全企业或全部门所有固定资产使用同一个折旧率，一般是根据历史资料，将企业或部门历史上全部固定资产的折旧费用总额除以相应的全部固定资产原价总额而求得的。计算各期折旧费用时，就以应计提折旧的固定资产原价总额（总和）乘以综合折旧率，求得各期的折旧费用。综合折旧率计算简便，工作量小，但在固定资产结构复杂、使用状况多变的情况下，计算的折旧费用相对不够准确。过去，我国曾在某一行业或企业统一使用过这种折旧率。

以上介绍的几种折旧率都可以使用，但在实际工作中企业应从实际出发，合理选择折旧率，这对准确计算产品成本费用是一个重要的因素。

4.按车间、部门归集折旧费用

企业各个车间生产的零部件或产品不同，各部门服务的对象和职责不同，其配备的机器设备等也是不同的，因此折旧费用必须按车间、部门进行归集，以便分别计算车间、部门有关产品的成本费用。

（四）折旧费用的分配

由于折旧费用在产品成本中所占的比重不大，一般把它作为间接费用处理，按它的经济用途和使用地点计入有关的综合费用。基本生产车间所使用的固定资产折旧费用，应记入制造费用明细账中的折旧费项目；辅助生产车间所使用的固定资产折旧费用，应计入辅助生产费用明细账有关项目；企业行政部门所使用的固定资产折旧费用，应计入管理费用明细账中的折旧费项目；销售部门所使用的固定资产折旧费用，应计入产品"销售费用"明细账中的有关项目。

如果企业生产单一品种的产品，其发生的所有费用全部都由该种产品承担，成本项目可按费用的经济内容设置。一切费用在这种情况下都是直接费用，所以折旧费可直接计入"生产成本"明细账中的"折旧费"成本项目。

对于技术密集型的现代化企业来说，折旧费用在产品成本中所占的比重会越来越大。在这种情况下，折旧费用也可以作为单独的成本项目列示。如果企业、车间只生产一种产品，可将折旧费用直接计入"生产成本"明细账中的"折旧费"项目；如果企业、车间生产多种产品，则可按机器工时比例将折旧费在各种产品之间进行分配后计入生产成本明细账。

通常由企业财务部门，根据以车间、部门为单位编制的"折旧计算（明细）表"和"折旧计算汇总表"来编制"折旧费用分配表"，据以分配折旧费。但为了简化起见，也可以用"折旧计算汇总表"来代替"折旧费用分配表"。

二、其他费用的核算

（一）动力费用

外购动力一般是根据电表等计量仪器所显示的计量数为准，按一定的计价标准计算确定消耗的动力费用。动力供应单位定期从仪表上抄录用户所耗用的动力数量，计价后开列账单向耗用企业收取费用。因此，企业是将账单上的数额作为外购动力费用支出的。如果动力供应单位开出的账单，其起讫日期与会计计算期不一致，为了正确计算当月外购动力费用，可在月末根据会计计算期的数据自行计算当月外购动力的实际发生费用。有些企业使用动力规定有限额，超过限额部分应加价或减价收款，因此在供应单位开列的账单里有两种不同计价方法计算出的价格。

企业耗用的动力用途是多方面的，有的用于产品工艺技术过程上，如电镀、电焊等工艺上的用电，又如纺织、印染等工艺上用的蒸汽等；有的用作机械设备传动的动力，如机床、车床等耗用的电力；有的是运输工具上用的动力。此外，管理上也会耗用一定的动力，如照明、空调等用电。因此，动力的用途不同，其费用分配计入产品成本的方法也有所差别。

1.工艺用动力

工艺用动力费用按成本计算对象及其耗用量的比例直接分配计入产品成本，一般可在产品成本明细账中设置动力项目加以反映，也常与燃料合并设置燃料与动力项目计入产品成本。工艺用动力费用一般是根据各种产品或各个车间耗用动力数量及耗用动力单位成本计算分配。其分配的动力成本计算公式如下：

耗用动力单位成本=某种动力费用月份总额÷该种动力月份耗用额

（23）

某成本计算对象应分配的动力成本=该成本计算对象耗用动力数量×耗用动力单位成本 　　　　　　　　　　　　　　　　（24）

2.传动用动力

机器设备传动用的动力费用，是机器使用费的重要组成部分。传动用动力与工艺用动力，在用途上有所差别，应分别设置成本项目进行反映。在实际工作中，为了简化核算，往往将传动用动力费用列入制造费用或并入燃料与动力项目进行核算，其分配方法与上述工艺用动力费用分配方法相同。

3.管理用动力

管理用动力费用按发生地点计入有关的综合费用项目，如制造费用和管理费用等。分配管理用动力费用时，如果各单位设有计量器具，应按计量数比例进行分配；如果没有计量器具，应选择与各动力费用的发生有直接关系或成比例的分配标准进行分配。不同用途的动力，其费用可采用不同的标准进行分配。

（二）低值易耗品

低值易耗品是指劳动资料中单位价值在规定限额以下或使用年限比较短（一般在一年以内）的物品。低值易耗品跟固定资产有相似的地方，即在生产过程中可以多次使用且不改变其实物形态，在使用时也需维修，报废时也可能有残值。由于低值易耗品价值低，使用期限短，应采用简便的方法将其价值摊入产品成本，主要有以下4种摊销方法。

1.一次摊销法

一次摊销法是指在领用低值易耗品、包装物等时，将其实际成本一次计入有关费用的一种方法。低值易耗品、包装物虽都归属材料一类，但它们与一般消耗材料不同，使用时间较长，理应将其损耗价值分次摊作费用。对于价值较低、使用期限较短、容易损坏的低值易耗品、包装物，为了简化核算手续，往往采用一次摊销法，按其实际成本在领用时从"低值易耗品""包装物"等科目一次转入有关费用科目，并不在账上反映其在用价值。采用这一方法时，在账上虽不核算在用低值易耗品、包装物的价值，但仍应加强实物管理，对领用实物的数量进行登记，或采用以旧换新等办法，防止实物丢失或挪用。

2.分期摊销法

分期摊销法是指在领用低值易耗品时，按预计的使用期限，分次将价值平均摊入费用的摊销方法。分期摊销法下的费用负担比较均衡，适用于单位价值较高、使用期限较长的物品。在核算上，领用时将低值易耗品的实际成本全部由低值易耗品的"在库"明细科目转入"在用"明细科目。分期摊销法的计算公式如下：

每期摊销额=计划成本×（1–残值占计划成本百分比）÷预计使用期限

（25）

3."五五摊销法"

"五五摊销法"亦称五成摊销法，是指在领用低值易耗品时先摊销其价值的50%，报废时再摊销其价值的50%（扣除残值）的方法。采用这种方法，低值易耗品报废以前在账面上一直保留其价值的50%，表明在使用中的低值易耗品占用了一部分资金，有利于对低值易耗品的使用进行管理，防止出现大量的账外物资，这一方法适用于每月领用数量和报废数量比较均衡的低值易耗品。如果一次领用的低值易耗品数量很大，为了均衡产品的成本负担，也可将其摊销额先列入待摊费用，而后分期摊入产品成本。相关会计处理如下。

（1）领用时。按其账面价值，借记"低值易耗品——在用"，贷记"低值易耗品——在库"，并摊销一半的账面价值，借记"销售费用""管理费用""生产成本""其他业务成本""工程施工"等科目，贷记"低值易耗品——摊销"。

（2）报废时。摊销其另一半的账面价值，借记"销售费用""管理费用""生产成本""其他业务成本""工程施工"等科目，贷记"低值易耗品——摊销"，并转销已计提在用的全部低值易耗品的摊销额，借记"低值易耗品——摊销"，贷记"低值易耗品——在用"。

（3）报废有残值时。报废的低值易耗品的价值应冲减有关资本成本或当期损益，借记"原材料""银行存款"等，贷记"销售费用""管理费用""生产成本""其他业务成本""工程施工"等科目。

4.净值摊销法

净值摊销法是根据使用部门、单位当期结存的在用低值易耗品净值和规定的月摊销率（一般为10%）计算每月摊销额并计入产品成本的方法。在用低值易耗品的净值是在用低值易耗品的计划成本减去累计摊销额后的余额。采用这种摊销方法，从单项低值易耗品来看，其各期的摊销额随着使用时间的推移、摊余价值的递减而逐期递减。在低值易耗品报废前会保留一部分未摊销的价值，这样有利于对在用低值易耗品的管理和监督。对比"五五摊销法"，净值摊销法下的产品成本负担更为合理。因此，这种方法适用于种类复杂、数量多、难以按件计算摊销额的低值易耗品。

任何方法的使用都是有局限性的，企业可以自主选择低值易耗品的摊销方法，但所用的方法不能随意变动。

（三）待摊费用与预提费用

1.待摊费用的归集与分配

待摊费用是指已经支出但应由本期和以后各期分别负担的各项费用，属于流动资产项目之一，如低值易耗品摊销、一次支出数额较大的财产保险费、排污费、技术转让费、广告费、固定资产日常修理费、预付租入固定资产的租金等。企业、单位在筹建期间发生的开办费，以及在生产经营期间发生的摊销期限在1年以上的各项费用，应计入"长期待摊费用"科目。待摊费用发生时，应根据有关费用分配表或凭证将费用计入"长期待摊费用"科目的借方；摊入产品成本或有关费用时，计入"长期待摊费用"科目的贷方，并根据费用的用途计入"制造费用""管理费用""销售费用"等科目的借方，月末余额表示已经发生（支付）但尚未摊销的费用。待摊费用应按费用的种类设置明细账，以便分别反映各项费用的发生和摊销情况。待摊费用的摊销（分配）应按照费用项目的受益对象、受益期限分期摊销。

2.预提费用的归集与分配

预提费用是指按照规定预先分期计入成本、费用，但尚未实际支出的各项费用，如预提修理费、借款利息及其他预提费用等。预提费用的归集与分配是通过设置"其他应付款""应付利息"等科目来进行。企业根据估计的数额在受益对象和受益期限内预提各项费用时，应计入本期成本、费用，按费用的用途计入"财务费用""制造费用""管理费用""销售费用"等科目的借方和"其他应付款""应付利息"等科目的贷方；实际支出时，计入"其他应付款""应付利息"等科目的借方和"银行存款"等科目的贷方。预提费用科目月末余额反映已经预提而尚未支付的费用，预提数与实际数发生差异时，应及时调整预提标准。如果出现实际支出数大于预提数，差额一般应计入实际支出的成本、费用；若实际支出数超过预提数的差额较大时，应视作待摊费用，分期摊入成本。预提费用也应按费用种类分设明细账户进行核算。多提数一般在年终冲减有关成本、费用。如果年末需要保留余额，必须在年度会计报告中加以说明。

3.待摊费用与预提费用的联系与区别

（1）待摊费用与预提费用的联系。

①账户设置的目的相同。两类账户都属于跨期摊提类账户，此类账户的设置目的是按权责发生制原则，严格划分费用的受益期间，正确计算各个会计期间的成本和盈亏，即"谁受益，谁负担费用"。

②账户的用途和结构相同。两类账户是用来核算和监督应由若干个会计期间共同负担的费用，并将这些费用摊配到各个会计期间。相关账户借方登记费用的实际支出额或发生额，贷方登记应由各个会计期间负担的费用摊配数。在实际工作中，对于不经常发生待摊和预提核算的单位，可以将两个账户合二为一，设置一个"待摊和预提费用"账户，简化核算手续。"待摊和预提费用"账户的余额应列示待摊费用和预提费用的差额，即期末待摊费用大于预提费用的差额列为借方余额；期末预提费用大于待摊费用的差额列为贷方余额，此账户余额列示于资产负债表。

③明细账的设置相同。两者都是按费用种类设置明细账，进行明细分类核算。

④审计方对两者的审计目标相同。审计目标为审查企业是否将待摊费用和预提费用按权责发生制原则计入当期成本，有无人为调节利润的情况。在实际工作中，这两类账户常被企业作为调节生产经营利润的"蓄水池"。实行"工效挂钩"制度的企业和实行"利润承包"制度的企业，常用该手段达到实现承包目标和多计提效益工资的目的。

（2）待摊费用与预提费用的区别。

①账户的性质不同。账户按经济内容分类，待摊费用类账户属于资产类账户，因其核算的业务是先支付后分摊，占用了企业的资金。待摊销费用类账户的借方记录资产的增加额，贷方记录资产的减少额，余额一般出现在借方，表示期末某一时点企业实际拥有的资产数额。预提费用类账户属于负债类账户，因它核算的是预先提取、该支付而尚未支付的费用，是企业的负债。预提费用类账户的贷方记录负债的增加额，借方记录负债的减少额，余额一般出现在贷方，反映企业在期末某一时点所承担债务的实际数额。

②两种费用的发生和记录受益期的时间不一致。待摊费用是费用发生或支付在前，摊入受益期在后，即按实际数支付，按平均数在受益期内分摊。预提费用是将费用计入受益期在前，支付费用在后，即按平均数在受益期预提，以后按实际数支付。

③填制会计报表的处理原则不同。待摊费用属于费用发生后据实摊销，事先知道具体的分配标准及分配金额，实务中不会出现贷方余额，填制会计报表时不需要进行调整；而预提费用需要事前估算将要发生费用的摊销标准，事先并不知道具体的金额或摊销标准，所以实务中经常出现多提或少提的现象，容易出现借方余额。一般不需要对预提费用的借方余额进行账务处理，但在编制会计报表时，应将其填入待摊费用项目，视作待摊费用处理。

（四）税金

税金，指企业发生的除企业所得税和允许抵扣的增值税以外的企业需缴纳的各项税金及其附加，包括企业需按规定缴纳的消费税、城市维护建设税、关税、资源税、土地增值税、房产税、车船税、城镇土地使用税、印花税、教育费附加等。要素费用中的税金，如印花税、房产税、车船税和土地使用税等，不是产品成本的组成部分，而是作为期间损益处理。税金不单独设立成本项目，而是设置税金及附加项目。

对于上述税金中的印花税，如果购买印花税票的金额较小，购买时可以直接借记"税金及附加"总账科目及其所属明细账"印花税"项目，贷记"银行存款"科目。

如果印花税税票是一次购买、分期使用，且金额较大，或者一次缴纳印花税额较大需要分摊的，可以作为待摊费用处理。购买印花税税票时，借记"其他应付款"科目，贷记"银行存款"科目；分月摊销时，借记"税金及附加"科目，贷记"其他应付款"科目。

对于需要预先计算应交金额，然后缴纳的税金，如房产税、车船税和城镇土地使用税等，在计算应交税费时，应借记"税金及附加"科目，贷记"应交税费"科目；在缴纳税费时，应借记"应交税费"科目，贷记"银行存款"等科目。

（五）利息费用

要素费用中的利息费用，不是产品成本的组成部分，而是期间费用中财务费用的组成部分。短期借款的利息一般按季结算支付。按照权责发生制原则，可分月按计划预提利息费用，季末实际支付时冲减预提利息费用，季末调整实际支付的利息费用与预提利息费用的差额，并计入季末月份的财务费用。每月预提利息费用时，借记"财务费用"科目，贷记"应付利息"科目；季末实际支付利息费用时，借记"应付利息"科目，贷记"银行存款"

科目。如果利息费用数额不大，为了简化核算也可以不采用预提利息费用的办法，而将季末实际支付的利息费用全部计入当月的财务费用，借记"财务费用"科目，贷记"银行存款"科目。长期借款利息费用一般是每年计算一次应付利息，到期一次还本付息。每年计算结转应付利息时，借记"财务费用""在建工程"科目，贷记"长期借款"科目；到期还本付息时，借记"长期借款"科目，贷记"银行存款"等科目。

三、辅助生产费用的核算

（一）辅助生产费用的归集

辅助生产是指主要为基本生产车间、企业行政管理部门等单位服务而进行的产品生产和劳务供应，有时也对外销售和服务。辅助生产费用是指企业所属辅助生产部门为辅助生产提供工业性产品和劳务所发生的各种费用。由于辅助生产车间提供的可能是产品，也可能是劳务，因此核算的方法也有所区别。若辅助生产车间提供的是产品，其核算等同于基本生产车间的产品核算；若辅助生产车间提供的是劳务，则其发生的费用应根据辅助生产车间所提供的劳务的数量及其受益单位和程序等情况的不同采用适当的方法在各单位之间进行分配。

辅助生产费用的归集和分配是通过"辅助生产成本"科目进行的。该科目一般应按车间，以及产品或劳务的种类设置明细账，账内按照成本项目或费用项目设置专栏，进行明细核算。对于直接用于辅助生产产品或提供劳务的费用，应该计入"辅助生产成本"科目的借方；对于单设"制造费用"科目的辅助生产车间所发生的制造费用，则先计入"制造费用——辅助生产车间"科目的借方进行归集，然后从"制造费用——辅助生产车间"科目的贷方，直接转入或分配转入"辅助生产成本"科目及其明细账的借方，计算辅助生产的产品或劳务的成本。辅助生产完工的产品或劳务的成本，经过分配以后再从"辅助生产成本"科目的贷方转出,期末如有借方余额则为辅助生产的在产品成本。

有的企业辅助生产车间规模较小,发生的制造费用较少,辅助生产也不对外销售产品或提供劳务,则不需要按照规定的成本项目计算辅助生产产品成本。为了简化核算工作,辅助生产车间的制造费用可以不单独设置"制造费用——辅助生产车间"明细账,不通过"制造费用"科目进行归集,而直接计入"辅助生产成本"科目及其明细账的借方。"辅助生产成本"明细账就是按成本项目与费用项目设置的专栏,而不是按成本项目设置的专栏。

(二)辅助生产费用的分配

归集在"辅助生产成本"科目及其明细账借方的辅助生产费用,由于辅助生产车间所生产的产品和劳务的种类不同,费用转出、分配的程序也就不同。所提供的产品,如工具、模具和修理用备件等产品成本,应在产品完工时,从"辅助生产成本"科目的贷方转入"低值易耗品""原材料"等科目的借方;而提供的劳务作业,如水、电、汽、修理和运输等所发生的费用,则要在各受益单位之间按照所耗数量或其他比例进行分配后,从"辅助生产成本"科目的贷方转入"基本生产成本""制造费用""管理费用""销售费用""在建工程"等科目的借方。辅助生产费用的分配是通过编制"辅助生产费用分配表"进行的。

虽然辅助生产车间主要是为基本生产车间等服务的,但在某些辅助生产车间之间,也有相互提供产品和劳务的情况,如供电车间为修理车间提供电力,修理车间为供电车间修理设备。为了正确计算这类情况下辅助生产车间产品和劳务成本,在分配辅助生产费用时,应首先在各辅助生产车间之间进行费用的交互分配,然后再向外(辅助生产车间以外的各受益单位)分配费用。

辅助生产费用的分配,通常采用直接分配法、顺序分配法、交互分配法、代数分配法和计划成本分配法等。

1.直接分配法

直接分配法，是指各辅助生产车间发生的费用直接分配给除辅助生产车间外的各受益产品、单位，而不考虑各辅助生产车间之间相互提供产品或劳务的分配方法，该方法主要适用于辅助生产车间之间不进行成本核算的小型企业和辅助生产车间成本核算有困难的企业。

采用直接分配法，各辅助生产费用只是对外分配一次，计算工作简便。当辅助生产车间相互提供产品或劳务量差异较大时，直接分配法的分配结果往往与实际不符，因此，直接分配法只适宜在辅助生产车间内部相互提供产品或劳务不多、不进行费用的交互分配，对辅助生产成本和产品制造成本影响不大的情况下采用。其分配的计算公式如下：

某种辅助生产费用分配率=该辅助生产车间费用总额÷基本生产车间和其他部门耗用劳务（或产品）总量　　　　　　　　　　（26）

某车间、部门（或产品）应分配的辅助生产费用=该车间、部门（或产品）耗用劳务总量×辅助生产费用分配率　　　　　　　　　（27）

【案例4-2】假定某企业有供水和供电两个辅助生产车间，主要为企业基本生产车间和行政管理部门提供服务。2019年1月，供电车间本月发生的费用为7 100元，供水车间本月发生的费用为32 361元。该企业辅助生产车间发生的间接费用直接记入"生产成本——辅助生产成本"账户，未设置"燃料与动力"成本项目。各辅助生产车间提供的劳务及其消耗情况见表4-1。

表4-1　辅助生产车间提供的劳务统计表

受益单位		供电量/千瓦时	供水量/立方米
辅助生产车间	供电车间		1 350
	供水车间	3 200	

续表

受益单位	供电量/千瓦时	供水量/立方米
基本生产车间	16 150	8 594
行政管理部门	1 600	652
合计	20 950	10 596

根据表4-1的资料，首先应计算辅助生产费用的分配率。由于辅助生产车间内部相互提供的劳务不分配费用，在计算费用分配率时需将其他辅助生产车间的劳务耗用量从总供应量中扣除。

电费分配率=7 100÷（20 950-3 200）=0.4

水费分配率=32 361÷（10 596-1 350）=3.5

其次，编制辅助生产费用分配表（直接分配法），见表4-2。

表4-2　辅助生产费用分配表（直接分配法）

2022年1月

项目		供电车间	供水车间	合计
待分配辅助生产费用/元		7 100	32 361	39 461
供应辅助生产以外的劳务量		17 750	9 246	
费用分配率		0.4	3.5	
基本生产车间	耗用量	16 150	8 594	
	分配金额/元	6 460	30 079	36 539
行政管理部门	耗用量	1 600	652	
	分配金额/元	640	2 282	2 922

注：供电车间所用电量单位为千瓦时，供水车间所用水量单位为立方米。

根据表4-2编制的会计分录如下：

借：制造费用　　　　　　　　　　　　　　　　36 539

　　管理费用　　　　　　　　　　　　　　　　2 922

　　贷：生产成本——辅助生产成本——供电车间　7 100

　　　　　　　　　　　　　　——供水车间　32 361

2.顺序分配法

顺序分配法是指各辅助生产车间之间的费用按照受益多少的顺序依次排列，受益少的排在前，先分配费用，受益多的排在后，后分配费用。例如，某企业有供电和供水两个辅助生产车间，供电车间耗用水较少，而供水车间耗用电较多，这就可以按照供电、供水的顺序排列，先分配电费，再分配水费。

顺序分配法下，辅助生产费用分配表的下线呈梯形，因而这种分配方法也称为梯形分配法。采用该种分配方法不进行交互分配，各辅助生产费用只分配一次，既分配给辅助生产车间以外的受益单位，又分配给排列在后面的其他辅助生产车间或部门。这样，分配结果的准确性会受到一定的影响，计算工作量有所增加。因此，顺序分配法只适宜在各辅助生产车间或部门之间相互受益程度有明显顺序的情况下采用。

（1）顺序分配法的特点。

①排列在前的车间将费用分配给排列在后面的车间，不再承担后面车间的费用。

②排列在后面的车间应分配的费用，要在原费用的基础上加上排列法前面的车间的分配转入数。

（2）顺序分配法的优缺点。

采用顺序分配法分配辅助生产费用的优点是计算简便，各种辅助生产费用只计算一次；缺点是由于排列在先的辅助生产车间不承担排列在后辅助生产车间的费用，分配结果的准确性会受到一定的影响。

【案例4-3】沿用案例4-2的资料，按顺序分配法进行辅助生产费用的分配。首先，计算辅助生产费用的分配率。由以上资料可以很容易地算出供水车间消耗供电车间提供电力的总费用为1 280元（3 200×0.4），供电车间消耗供水车间提供水量的总额为4 725元（1 350×3.5）。所以，供水车间受益少，应先分配。

水费分配率=32 361÷10 596≈3.054

电费分配率=（7 100+4 123）÷（20 950-3 200）≈0.63228

其次，编制辅助生产费用分配表（顺序分配法），见表4-3。

表4-3　辅助生产费用分配表（顺序分配法）

2022年1月

项目	待分配费用/元	劳务供应量	分配率	分配金额					
				供电车间		基本生产车间		管理部门	
				耗用量	金额/元	耗用量	金额/元	耗用量	金额/元
供水车间	32 361	10 596	3.054	1 350	4 122.9	8 594	26 246.1	652	1 991.2
供电车间	11 223	17 750	0.632 28			16 150	10 211.32	1 600	1 011.65
合计					4 123		36 457.42		3 002.85

注：①供电车间所用电量单位为千瓦时，供水车间所用水量单位为立方米；表中部分数字存在尾数调整。②财务数据有约数，因此分类数据合计时与总数稍有差异。

根据表4-3编制的会计分录如下：

①分配水费。

借：生产成本——辅助生产成本——供电车间　　　　4 122.9

　　制造费用　　　　　　　　　　　　　　　　　26 246.1

　　　　管理费用　　　　　　　　　　　　　　　　1 991.2

　　　贷：生产成本——辅助生产成本　　　　　32 361

②分配电费。

　借：制造费用　　　　　　　　　　　　　　　10 211.32

　　　管理费用　　　　　　　　　　　　　　　1 011.65

　　　贷：生产成本——辅助生产成本——供电车间　 11 223

3.交互分配法

交互分配法是对各辅助生产车间的成本费用进行两次分配的方法。首先，根据各辅助生产车间（部门）相互提供的产品或劳动的数量和交互分配前的单位成本（费用分配率），在各辅助生产车间之间进行一次交互分配；其次，将各辅助生产车间（部门）交互分配后的实际费用（交互分配前的费用加上交互分配转入的费用，减去交互分配转出的费用）按提供产品或劳务的数量和交互分配后的单位成本（费用分配率），在辅助生产车间（部门）以外的各受益单位进行分配。

采用交互分配法，辅助生产内部相互提供产品或劳务全都进行了交互分配，从而提高了分配结果的准确性，各辅助生产费用要计算两个单位成本（费用分配率），进行两次分配，因而增加了计算量。在各月辅助生产费用水平相差不多的情况下，为了减少计算工作量，也可以用上个月的辅助生产单位成本作为本月交互分配的单位成本。

【案例4-4】沿用案例4-2的资料，按交互分配法进行辅助生产费用的分配。

首先，计算交互分配率。

（1）计算对内（交互）分配率。

电费分配率=7 100÷20 950≈0.338 9

水费分配率=32 361÷10 596≈3.054

（2）计算对外分配率。

电费分配率（单位成本）=（7 100+4 122.9−1 084.48）÷（20 950−3 200）≈0.571 2

水费分配率（单位成本）=（32 361+1 084.48−4 122.9）÷（10 596−1 350）≈3.171 38

其次，编制辅助生产费用分配表（交互分配法），见表4-4。

表4-4　辅助生产费用分配表（交互分配法）

2022年1月

项目			交互分配			对外分配		
辅助生产车间名称			供电	供水	合计/元	供电	供水	合计/元
待分配费用/元			7 100	32 361	39 461	10 138.42	29 322.58	39 461
劳务供应量			20 950	10 596		17 750	9 246	
费用分配率			0.338 9	3.054		0.571 2	3.171 38	
辅助车间	供电车间	耗用量		1 350				
		金额/元		4 122.9	4 122.9			
	供水车间	耗用量	3 200					
		金额/元	1 084.48		1 084.48			
	金额小计			5 207.38	5 207.38			
基本车间	制造费用	耗用量				16 150	8 594	
		金额/元				9 224.53	27 254.84	36 479.37
管理部门	管理费用	耗用量				1 600	652	
		金额/元				913.89	2 067.74	2 981.63
分配金额合计/元						10 138.42	29 322.58	39 461

注：①供电车间用电量单位为千瓦时，供水车间用水量单位为立方米。②财务数据有约数，因此分类数据合计时与总数稍有差异。

根据表4-4编制的会计分录如下：

（1）对内（交互）分配会计分录。

借：生产成本——辅助生产成本——供电车间　　　4 122.9

　　　　　　　　　　　　　　　——供水车间　　　1 084.48

　　贷：生产成本——辅助生产成本——供水车间　　　4 122.9

　　　　　　　　　　　　　　　——供电车间　　　1 084.48

（2）对外分配会计分录。

借：制造费用　　　　　　　　　　　　　　　36 479.37

　　管理费用　　　　　　　　　　　　　　　2 981.63

　　贷：生产成本——辅助生产成本——供电车间　　　10 138.42

　　　　　　　　　　　　　　　——供水车间　　　29 322.58

4.代数分配法

代数分配法是运用代数中多元一次联立方程的原理，在辅助生产车间之间相互提供产品或劳务情况下的一种辅助生产费用分配方法。采用这种分配方法，首先，应根据各辅助生产车间相互提供产品和劳务的数量求解联立方程式，计算辅助生产产品或劳务的单位成本；其次，根据各受益单位（包括辅助生产内部和外部各单位）耗用产品或劳务的数量和单位成本计算分配辅助生产费用。

采用代数分配法分配辅助生产费用，计算结果最准确。但在辅助生产车间较多的情况下，由于未知数较多，计算工作比较复杂，因而这种分配方法适宜在会计工作已经实现电算化的企业采用。

【案例4-5】沿用案例4-2的资料，采用代数分配法进行辅助生产费用的分配。

假设 x 为耗电量的单位成本，y 为耗水量的单位成本，建立方程式如下：

7 100+1 350y=20 950x

32 361+3 200x=10 596y

解得x≈0.546 3，y≈3.219 1

根据上述计算结果编制的辅助生产费用分配表（代数分配法），见表4-5。

表4-5　辅助生产费用分配表（代数分配法）

2022年1月

项目			供电车间	供水车间	合计
待分配辅助生产费用/元			7 100	32 361	39 461
劳务供应总量			20 950	10 596	
实际单位成本			0.546 3	3.219 1	
辅助生产车间	供电车间	耗用量		1 350	
		金额/元		4 345.79	4 345.79
	供水车间	耗用量	3 200		
		金额/元	1 748.16		1 748.16
	金额小计				6 093.95
基本生产车间		耗用量	16 150	8 594	
		金额/元	8 822.75	27 664.95	36 487.7
管理部门		耗用量	1 600	652	
		金额/元	847.08	2 098.85	2 945.93
合计/元			11 417.99	34 109.59	45 527.58

注：①供电车间用电量单位为千瓦时，供水车间用水量单位为立方米。表中实际分配的辅助生产费用合计45 527.58元，与待分配费用39 461不等，这是辅助生产车间之间交互分配费用转账引起的。②财务数据有约数，因此分类数据合计时与总数稍有差异。

根据表4-5编制的会计分录如下：

借：生产成本——辅助生产成本——供电车间　　　　4 345.79

　　　　　　　　　　　　　　——供水车间　　　　1 748.16

　　制造费用　　　　　　　　　　　　　　　　36 487.7

　　管理费用　　　　　　　　　　　　　　　　2 945.93

贷：生产成本——辅助生产成本——供电车间　　11 417.99

　　　　　　　　　　　　　——供水车间　　34 109.59

5.计划成本分配法

计划成本分配法是指按照计划成本将辅助生产费用在各辅助生产车间进行分配和调整的一种方法，又称内部结算价格分配法。具体来说，就是根据各辅助生产车间为各受益车间和部门提供产品和劳务的数量，按照计划单位成本分配给各受益车间和部门（包括受益的其他辅助生产车间），然后将各辅助生产车间发生的实际费用，加上其他辅助生产车间分配来的费用按计划单位成本计算的分配数之间的差额，对辅助生产车间以外的受益单位进行追加分配，或将其差额全部计入企业管理费用。

采用计划成本分配法，由于辅助生产车间的产品或劳务的计划单位成本有现成资料，只要有各受益单位耗用辅助生产车间的产品或劳务量，便可进行分配，从而简化分配的计算工作；按照计划单位成本分配，不仅排除了辅助生产实际费用对各受益单位成本的影响，便于考核和分析各受益单位的经济责任，还能反映辅助生产车间产品或劳务的实际成本脱离计划成本的差异。但是，采用计划成本分配法的前提是辅助生产产品或劳务的计划单位成本必须准确。

计划成本分配法的计算公式如下：

计划成本分配法的实际成本=辅助生产成本归集的费用+按计划分配率分配转入的费用　　　　　　　　　　　　　　　　　　　　　　　　　（28）

辅助生产成本差异=实际成本–按计划分配率分配转出的费用　　（29）

其中，若差异大于0，属于超支差异，转入管理费用借方；若差异小于0，属于节约差异，可以用红字转出。

计划成本分配法的优点是简化分配的计算工作，排除辅助生产实际费用对受益单位成本的影响，便于考核和分析各受益单位的经济责任。

【案例4-6】沿用案例4-2的资料，采用计划分配法进行辅助生产费用的分配。假设耗电量的单位计划成本为0.6元，耗水量的单位计划成本为3元，辅助生产成本差异全部计入管理费用。

根据上述资料编制辅助生产费用分配表（计划成本分配法），见表4-6。

表4-6　辅助生产费用分配表（计划成本分配法）

项目		供电车间		供水车间		合计
		数量/千瓦时	金额/元	数量/立方米	金额/元	
待分配费用			7 100		32 361	39 461
劳务供应量		20 950		10 596		
计划单位成本			0.6		3	
按计划成本分配	辅助生产车间	供电量			1 350	4 050	4 050
		供水量	3 200	1 920			1 920
		小计/元		1 920		4 050	5 970
	基本生产车间	16 150	9 690	8 594	25 782	35 472
	管理部门	1 600	960	652	1 956	2 916
计划成本合计/元			12 570		31 788	44 358
辅助生产成本实际额			11 150		34 281	45 431
辅助生产成本差异			−1 420		2 493	1 073

注：供电车间生产成本实际额=7 100+4 050=11 150（元），供水车间生产成本实际额=32 361+1 920=34 281（元）。

根据表4-6编制的会计分录如下。

借：生产成本——辅助生产成本——供电车间　　　　　4 050

　　　　　　　　　　　　　　——供水车间　　　　　1 920

制造费用	35 472
管理费用	2 916
贷：生产成本——辅助生产成本——供电车间	12 570
——供水车间	31 788
借：管理费用	1 073
生产成本——辅助生产成本——供电车间	1 420
贷：生产成本——辅助生产成本——供水车间	2 493

　　辅助生产费用的各种分配方法，由于分配的程序和具体计算方法不同，各分配方法的账务处理方式也不尽相同。通过以上辅助生产费用各种分配方法的案例可以看出，除直接分配法外，其他各种分配方法的"辅助生产成本"科目的贷方发生额合计都比原有的待分配费用合计数大，这是由辅助生产费用交互分配而相互转账所引起的。无论采用哪种分配方法，最后分配到其他各受益对象的辅助生产费用的合计数仍然都是待分配费用的合计数。

四、制造费用的核算

（一）制造费用的归集

　　制造费用是指企业为生产产品和提供劳务而发生的各项间接成本。企业应当根据制造费用的性质，合理地选择分配方法。大部分制造费用不是直接用于产品生产的费用，而是间接用于产品生产的费用，如机物料消耗、车间辅助人员的工资及福利费，以及车间厂房的折旧费等。企业中也有一部分制造费用直接用于产品生产，但管理上不要求单独核算，也不专设成本项目的费用，如机器设备的折旧费、修理费等。生产工艺用燃料和动力，如果不专设成本项目也不单独核算，其成本也应包括在制造费用中。制造费用还包括车间用于组织和管理生产的费用，如车间管理人员的工资和福利费，车间管理用房屋和设备的折旧费、修理费，车间照明费，水费，取暖费，差旅费和办公费等。这些费用虽然具有管理费用的性质，但由于车间是企业从事生产活动的单位，其管理费用和制造费用很难严格划分，为了简化核算工作，这些费用也作为制造费用核算。

制造费用的内容比较复杂，应该按照管理要求分别设置若干费用项目进行计划和核算，归类反映各项费用的计划执行情况。制造费用的项目有的按照费用的经济用途设置，如根据车间办公方面的各项支出设置"办公费"项目；有的按照费用的经济内容设置，如根据全车间的机器设备和房屋建筑物等固定资产的折旧设置"折旧费"项目。

制造费用的核算，是通过"制造费用"总账科目进行归集和分配的，该科目应按车间（基本生产车间、辅助生产车间）、部门设置明细账，账内按照费用项目设专栏或专行，分别反映各车间、部门各项制造费用的支出情况。发生制造费用时，根据有关的付款凭证、转账凭证和各种费用分配表，计入"制造费用"科目的借方，并视具体情况，分别计入"原材料""应付职工薪酬""累计折旧""银行存款"等科目的贷方；期末按照一定的标准进行分配时，从该科目的贷方转出，计入"基本生产成本"等科目的借方；除季节性生产的车间外，"制造费用"科目期末应无余额。核算辅助生产车间发生的费用时，如果辅助生产车间的制造费用是通过"制造费用"科目单独核算，则应比照基本生产车间发生的费用核算；如果辅助生产车间的制造费用不通过"制造费用"科目单独核算，则应全部计入"辅助生产成本"科目及其明细账的有关成本或费用项目。

（二）制造费用的内容

1.间接材料费

间接材料费是指企业生产单位在生产过程中耗用的，不能或无法归入某一特定产品的材料费用，如机器的润滑油、修理备件等费用。间接材料费的归集一般可以根据"材料费用分配表"等原始记录进行，并计入"制造费用"的总账和明细账。

2.间接人工费

间接人工费是指企业生产单位中不直接参与产品生产或其他不能归入直接人工的人工成本，如修理工人工资、管理人员工资等。间接人工费的归集应根据"工资及福利费用分配表"确定的数额进行，计入有关"制造费用"明细账，并根据"工资及福利费用分配表"编制记账凭证，据以计入"制造费用"账户。

3.折旧费

折旧费是指固定资产在使用中由于损耗而转移到成本费用中的那部分价值。固定资产折旧费的归集是通过将按月编制的各车间、部门"折旧计算明细表"汇总编制成整个企业的"折旧费用分配表"进行的，根据"折旧费用分配表"登记"制造费用"明细账和总账。

4.低值易耗品

低值易耗品是指不作为固定资产核算的各种劳动手段，包括一般工具、专用工具、管理用具、劳动保护用品等。生产单位耗用的低值易耗品，由于其价值低或容易损坏，一般不用像固定资产那样严格计算其转移价值，而是采用比较简便的方法将其费用一次或分次转入产品成本。采用一次摊销法时，领用低值易耗品的价值，一般可以与领用其他材料一起，通过汇总编制"材料费用分配表"直接计入有关成本费用；采用分次摊销法时，领用低值易耗品的价值要按其使用期限分月摊入有关成本费用。

5.其他支出

企业生产单位的其他支出是指上述各项支出以外的支出，如水电费、差旅费、运输费、办公费、设计制图费、劳动保护费等。这些支出多数是以银行存款或现金支付，与产品无直接关系，一般不单独设置成本项目，应在费用发生时，根据有关的原始凭证逐笔编制记账凭证，并据以计入"制造费用"总账及明细账。

（三）制造费用的分配特性与标准

1.制造费用的分配特性

（1）共有性，即应承担制造费用的各受益对象都具有该分配标准的资料。

（2）比例性，即分配标准与制造费用之间存在客观的因果比例关系，分配标准总量的变化对制造费用总额的多少有较密切的依存关系。

（3）易得性，即各受益对象所耗用分配标准的资料较容易取得。

（4）可计量性，即各受益对象所耗用标准的数量可以客观计量。

（5）稳定性，即使用的分配标准相对稳定，不宜经常变动，便于各期间成本分配的比较。

2.制造费用的分配标准

（1）直接人工工时，即各受益对象所耗的生产工人工时数，可以是实际工时或是定额工时。

（2）直接人工成本，即各受益对象所发生的直接人工成本数。

（3）机器工时，即各受益对象所消耗的机器工时数，可以是实际工时，也可以是定额工时。

（4）直接材料成本或数量，即各受益对象所耗用的直接材料成本或数量。

（5）直接成本，即各受益对象所耗用的直接材料成本和直接人工成本之和。

（6）标准产量，即将各产品实际产量换算成标准产量，以各产品的标准产量数作为分配标准。

（四）制造费用的分配

为了正确计算产品的生产成本，必须合理地分配制造费用。基本生产车间的制造费用是产品生产成本的组成部分。在只生产一种产品的车间，制造费用可以直接计入该种产品的生产成本；在生产多种产品的车间中，则应该采用既合理又较简便的分配方法，将制造费用分配计入各种产品的生产成本，即计入"基本生产成本"科目及其明细账"制造费用"成本项目。辅助生产车间单独核算其制造费用时，汇总在"制造费用——辅助生产车间"科目的数额，在只生产一种产品或提供一种劳务的辅助生产车间，直接计入该种辅助生产产品或劳务的成本；在生产多种产品或提供多种劳务的辅助生产车间，则应采用适当的分配方法，将制造费用分配计入辅助生产产品或劳务成本，即计入"辅助生产成本"科目借方及其明细账的"制造费用"成本项目。由于各车间制造费用水平不同，制造费用应该按照各车间分别进行分配，而不得将各车间的制造费用统一起来在整个企业范围内分配。制造费用的分配方法一般有生产工时比例法、生产工人工资比例法、机器工时比例法和年度计划分配率分配法等。分配方法一经确定，不应随意变更。

1.生产工时比例法

生产工时比例法是按照各种产品所用生产工人工时的比例分配制造费用的一种方法，这种方法适用于机械化程度不高的车间。计算公式如下：

制造费用分配率=制造费用总额÷生产车间生产工时总额　　　（30）

某种产品应分配的制造费用=该种产品生产工时×制造费用分配率　（31）

按生产工时比例进行分配时，可以用各种产品实际耗用的生产工时（实用工时），如果产品的工时定额比较准确，制造费用也可以按定额工时的比例进行分配。计算公式如下：

制造费用分配率=制造费用总额÷车间产品实用（定额）工时总额（32）

某种产品应分配的制造费用=该种产品实用（定额）工时×制造费用分

配率　　　　　　　　　　　　　　　　　　　　　　　　　（33）

　　生产工时比例法是较为常用的一种分配方法，它能将劳动生产率的高低与产品负担费用的多少联系起来，分配结果比较合理。由于生产工时是分配间接费用常用的分配标准之一，必须正确组织做好产品生产工时的记录和核算等基础工作，以保证生产工时的准确、可靠。

　　【案例4-7】A企业生产甲、乙两种产品，甲产品的定额生产工时为200小时，乙产品的定额生产工时为100小时，该企业本月制造费用实际发生额为36 000元。

　　要求：根据上述资料，采用生产工时比例法计算甲、乙产品应分配的制造费用。

　　计算如下：

　　制造费用分配率=36 000÷（200+100）=120

　　甲产品应分配的制造费用=120×200=24 000（元）

　　乙产品应分配的制造费用=120×100=12 000（元）

2.生产工人工资比例法

　　生产工人工资比例法又称生产工资比例法，是以各种产品的生产工人工资的比例分配制造费用的一种方法。计算公式如下：

　　制造费用分配率=制造费用总额÷车间产品生产工人工资总额　　（34）

　　某种产品应分配的制造费用=该种产品生产工人工资×制造费用分配率
　　　　　　　　　　　　　　　　　　　　　　　　　　　　　　　（35）

　　因为工资费用分配表中有现成的生产工人工资资料，所以该分配方法下的核算工作相对简便。这种方法适用于各种产品生产机械化程度大致相同的情况，否则会影响制造费用分配的合理性。一般来讲，机械化程度低的产品，按照工资费用分配的制造费用多；反之，机械化程度高的产品，按照工资费用分配的制造费用少，这样就可能出现制造费用分配不合理的情况。该分配方法的原理与生产工时比例法的原理基本相同。如果生产工人工资是按生产工时比例分配，那么按照生产工人工资比例分配制造费用实际上就是按生产工时比例分配制造费用。

【案例4-8】B企业生产甲、乙、丙三种产品，共发生制造费用60 000元，甲产品生产工人的直接工资为2 000元，乙产品生产工人的直接工资为3 000元，丙产品生产工人的直接工资为1 000元。

要求：根据上述资料，采用生产工人工资比例法分配各种产品的制造费用，计算如下：

制造费用分配率=60 000÷（2 000+3 000+1 000）=10

甲产品应分配的制造费用=10×2 000=20 000（元）

乙产品应分配的制造费用=10×3 000=30 000（元）

丙产品应分配的制造费用=10×1 000=10 000（元）

3.机器工时比例法

机器工时比例法是按照生产各种产品所用机器设备运转时间的比例分配制造费用的一种方法。这种方法适用于机械化程度较高的车间，因为在这种车间中，折旧费用、修理费用的多少与机器运转的时间有密切的联系。采用这种方法，必须正确组织各种产品所耗用机器工时的记录工作，以保证工时的准确性。该方法的计算程序、原理与生产工时比例法的基本相同。

为了提高分配结果的准确性，可以将机器设备划分为若干类别，按其类别归集和分配制造费用；也可以将制造费用按性质和用途分类，如分为与机器设备使用有关的费用、管理组织生产而发生的费用等，分别采用相应的方法分配制造费用。

4.年度计划分配率分配法

年度计划分配率分配法是按照年度开始前确定的适用全年的计划分配率分配制造费用的方法。采用这种分配方法，不论各月实际发生的制造费用是多少，每月各种产品成本中的制造费用都按年度计划确定的计划分配率分配。年度内如果发现全年制造费用的实际数和计划数发生较大的差额，应及时调整计划分配率。计算公式如下：

年度计划分配率=年度制造费用计划总额÷年度各种产品计划产量的定额工时总额　　　　　　　　　　　　　　　　　　　　　　　　（36）

某月某产品制造费用=该月该产品实际产量的定额工时数×年度计划分配率　　　　　　　　　　　　　　　　　　　　　　　　　　　　（37）

采用年度计划分配率分配法时，由于每月实际发生的制造费用与分配转出的制造费用不等，因此"制造费用"科目月末一般有余额，可能是借方余额或贷方余额。如为借方余额，表示年度内累计实际发生的制造费用大于累计的分配转出额，该余额为该月超过计划分配额的预付费用，属于资产类的待摊费用；如为贷方余额，则表示年度内累计的分配转出额大于累计的实际发生额，该余额为该月按照计划应付未付的费用，属于负债类的预提费用。"制造费用"科目如果还有年末余额，则是全年制造费用的实际发生额与计划分配额的差额，一般应在年末调整计入12月的产品成本。实际发生额大于计划分配额，借记"基本生产成本"科目，贷记"制造费用"科目；实际发生额小于计划分配额，则用红字冲减，或者借记"制造费用"科目，贷记"基本生产成本"科目。

采用这种分配方法核算工作简便，适用于季节性生产的车间，因为它不受"淡月"和"旺月"产量相差悬殊的影响，不会使各月单位产品成本中的制造费用忽高忽低，便于进行成本分析。但是，采用这种分配方法要求较高的计划工作水平，否则会影响产品成本计算的准确性。

【**案例4-9**】某企业2019年有关制造费用分配的资料如下。①基本生产车间全年制造费用计划为279 000元。②全年各种产品的计划产量：甲产品4 000件，乙产品6 000件，丙产品8 000件。③单件产品工时定额：甲产品8小时，乙产品3小时，丙产品5小时。④1月实际产量：甲产品300件，乙产品500件，丙产品700件。1月实际发生制造费用20 600元。

要求：按年度计划分配率分配法计算1月甲、乙、丙产品应负担的制造费用。

计算如下：

年度计划分配率=279 000÷（4 000×8+6 000×3+8 000×5）=3.1

1月甲产品应负担的制造费用=300×8×3.1≈7 440（元）

1月乙产品应负担的制造费用=500×3×3.1≈4 650（元）

1月丙产品应负担的制造费用=700×5×3.1≈10 850（元）

五、废品损失与停工损失的核算

（一）废品损失的归集与分配

废品是指生产中不符合规定的技术标准，不能按照原定用途使用，或需要加工修理后才能使用的在产品、半成品和产成品，以及生产过程中和入库后发现的废品。废品按其报损程度和修复价值，可分为可修复废品和不可修复废品。可修复废品是指在技术上、工艺上可以修复，而且所支付的修复费用在经济上合算的废品。不可修复废品是指在技术上、工艺上不可修复，或者虽可修复，但所支付的修复费用在经济上不合算的废品。

废品损失是指在生产过程中发现的、入库后发现的不可修复废品的生产成本，以及可修复废品的修复费用，扣除回收的废品残料价值和应收赔款后的损失。经质量检验部门鉴定不需要返修，并可以降价出售的不合格品，其降价损失不作为废品损失，而是在计算损益时体现；产品入库后由于保管不善等原因而损坏变质的损失，属于管理上的问题，作为管理费用处理而不作为废品损失；实行包退、包修、包换（三包）的企业，在产品出售以后发现的废品所发生的一切损失应作为管理费用处理而不作为废品损失。质量检验部门填制并审核后的"废品损失通知单"是进行废品损失核算的原始凭证。

单独核算废品损失的企业应设置"废品损失"科目，在成本项目中增设"废品损失"成本项目。废品损失的归集和分配应根据废品损失计算表和分配表等有关凭证，通过"废品损失"科目进行。"废品损失"科目应按车间设置明细账，账内按产品品种和成本项目登记废品损失的详细资料。"废品损失"科目的借方归集不可修复废品的生产成本和可修复废品的修复费用。不可修复废品的生产成本应根据"不可修复废品损失计算表"进行会计处理，借记"废品损失"科目，贷记"基本生产成本"科目；可修复废品的修复费用应根据各种费用来分配所列废品损失数额，借记"废品损失"科目，贷记"原材料""应付职工薪酬""辅助生产成本"和"制造费用"等科目。"废品损失"科目的贷方归集废品残料回收的价值、应收赔款和应由本月生产的同种合格产品成本负担的废品损失，即贷记"废品损失"科目，分别借记"原材料""其他应收款""基本生产成本"等科目。经过上述归集和分配，"废品损失"科目的月末余额一般为零。

1.不可修复废品损失的归集与分配

为了归集和分配不可修复废品的损失，首先必须计算废品的成本。废品成本是指生产过程中截至报废时所耗费的一切费用，扣除废品的残值和应收赔款后的损失。由于不可修复废品的成本与合格产品的成本是归集在一起的，因此需要采取一定的方法予以确定。一般有两种方法：一是按废品所耗实际费用计算，二是按废品所耗定额费用计算。

（1）按废品所耗实际费用分配废品损失。采用这一分配方法，需在废品报废时根据废品和合格品发生的全部实际费用，将全部费用在合格品与废品之间进行分配，计算出废品的实际成本，即将废品损失从"基本生产成本"科目的贷方转入"废品损失"科目的借方。

完工后，单位废品负担的各项生产费用应与单位合格品负担的各项生产费用完全相同，这时可按合格品数量和废品数量的比例分配各项生产费用，计算废品的实际成本。按废品的实际成本计算和分配废品损失符合实际，但核算工作量较大。

（2）按废品所耗定额费用分配废品损失。这种方法也称"按定额成本计算方法"，按不可修复废品的数量和各项费用定额计算废品的定额成本，再将废品的定额成本扣除废品残料的回收价值来计算废品损失，而不考虑废品实际发生的费用。

采用按废品所耗定额费用计算废品成本和废品损失的方法，核算工作比较简便，有利于考核和分析废品损失和产品成本，但必须具备比较准确的定额成本资料，否则会影响成本计算的准确性。

2.可修复废品损失的归集和分配

可修复废品损失是指废品在修复过程中所发生的各项修复费用。可修复废品返修以前发生的生产费用，不必从"基本生产成本"科目及有关的成本明细账中转出，因为其不属于废品损失。返修时发生的修复费用，应根据原材料、应付职工薪酬、辅助生产费用和制造费用等分配表计入"废品损失"科目的借方，以及有关科目的贷方。如有残值和应收赔款，可根据废料交库凭证及其他有关结算凭证，从"废品损失"科目的贷方转入"原材料""其他应收款"等科目的借方。将废品净损失（修复费用扣减残值和赔款）从"废品损失"科目的贷方转入"基本生产成本"科目及其有关成本明细账的"废品损失"成本项目的借方。不单独核算废品损失的企业，不设"废品损失"科目和"废品损失"成本项目，在回收废品残料时，将其计入"原材料"科目的借方和"基本生产成本"科目的贷方，并从所属有关产品成本明细账的"原材料"成本项目中扣除残料价值。辅助生产一般不单独核算废品损失。

（二）停工损失的归集与分配

停工损失是指生产车间或车间内某个班组在停工期内发生的各项费用，包括停工期内支付的生产工人工资和提取的福利费、所耗燃料和动力费，以及应负担的制造费用等。过失单位、过失人员或保险公司负担的赔款，应从停工损失中扣除。计算停工损失的时间界限应由主管企业部门规定，或由主管企业部门授权企业自行规定。为了简化核算工作，停工不满1个工作日的企业，可以不计算停工损失。

停工的原因很多，应分别对不同情况进行处理。由于自然灾害引起的停工损失，应按规定计入营业外支出；其他原因的停工损失，如原材料供应不足、机器设备发生故障，以及计划减产等原因发生的停工损失，应计入产品成本。停工时车间应填列停工报告单，经有关部门审核后，停工报告单将作为停工损失核算的凭证。

单独核算停工损失的企业，应增设"停工损失"科目和"停工损失"成本项目。停工损失的归集和分配是通过设置"停工损失"科目进行的，该科目应按车间和成本项目进行明细核算。根据停工报告单和各种费用分配表、分配汇总表等有关凭证，将停工期内发生的、应列作停工损失的费用计入"停工损失"科目的借方进行归集，借记"停工损失"科目，贷记"原材料""应付职工薪酬"和"制造费用"等科目。"停工损失"科目的贷方登记内容为由过失单位及过失人员或保险公司负担的赔款、因自然灾害造成的停工损失，以及应计入本月产品成本的损失，分别借记"其他应收款""营业外支出"和"基本生产成本"科目。"停工损失"科目月末一般无余额。

为了简化核算工作，辅助生产车间一般不单独核算停工损失。季节性生产企业的季节性停工是生产经营过程中的正常现象，停工期间发生的各项费用不作为停工损失核算。

　　不单独核算停工损失的企业，不设"停工损失"科目和"停工损失"成本项目。停工期间发生的属于停工损失的各项费用，分别计入"制造费用"和"营业外支出"等科目。

第五章　生产费用在完工产品与在产品之间的分配核算

一、在产品的定义及数量核算

（一）在产品的定义

从不同范围和环节来看，在产品有不同的定义。

对于企业，在产品是指没有完成全部生产过程，不能作为商品销售的产品。某些已经验收入库、决定对外销售的自制半成品，不能划为在产品。

对于某一生产步骤的车间，在产品只包括该环节正在加工的产品，不包括该环节已经完工的半成品。

（二）在产品的数量核算

在产品具备实物形态，其数量核算资料包括账面核算资料和实际盘点资料两种。

账面核算资料用于在产品日常收发结存的核算，账面上应随时记录和报告在产品实际数量和价值。这项工作对于正确计算产品成本，加强生产资金管理，保持账实相符有着关键的意义，其通过在产品收发结存账簿，即"在产品台账"进行。在产品台账由车间核算人员登记，按照"车间产品品种在产品名称"设立，反映车间各种在产品的转入、转出和结存的数量。各车间负责在产品的计量、验收和交接工作，根据领料凭证、在产品内部转移凭证、产成品检验凭证和产品交库凭证，及时在产品收发结存账簿上登记。在产品收发结存账簿见表5-1。

表5-1　在产品收发结存账簿

车间名称（库存组织）：××机械有限公司第×车间

起始日期：2022年1月1日　　截止日期：2022年1月31日　　物料编码：520101

物料名称：××显像管

日期	摘要	收入		发出		结存	
		凭证号	数量	合格品	废品	完工	未完工
1月1日	上期结存						
1月3日	上一环节流转						
1月15日	发出完工品						
...	...						
	合计						

实际盘点资料用于在产品定期或不定期的清查或盘点核算，以保护企业实物财产的安全、完整，尤其是没有建立在产品台账制度的车间，必须定期清查在产品数量，获取在产品的实际盘存情况。根据盘点结果和账面情况编制"在产品盘点表"，填写在产品账面数、实际盘存数和盘点盈亏数，并分析盈亏原因，给出盘点意见。在产品盘点表还应该登记报废或损毁的在产品数量、残值。如果在产品品种多、数量大、盘点困难，车间可以根据在产品业务核算资料的期末结存量计算在产品成本。

对盘盈、盘亏和损毁的在产品的会计处理如下：

（1）盘盈在产品。盘盈时，确认为待处理财产损溢。

借：生产成本

　贷：待处理财产损溢

审批通过后，冲减管理费用。

借：待处理财产损溢

　贷：管理费用

（2）盘亏或损毁在产品。盘亏时，确认为待处理财产损溢。

借：待处理财产损溢

　贷：生产成本

损毁的在产品残值做如下会计处理：

借：原材料

　贷：待处理财产损溢

审批通过后，根据损失原因的不同，将损失转到相关科目。

借：管理费用/其他应收款/营业外支出等

　贷：待处理财产损溢

二、生产费用在产品与完工产品之间的分配

生产费用在产品和完工产品之间的分配，要求在满足"效益高于成本"的前提下，使两部分的分配尽可能公平、合理。以下简单介绍7种分配方法。

（一）不计算在产品成本法

如果在产品的期初数和期末数都比较少，可以将其成本忽略不计，即将当期的全部生产费用都归集到完工产品成本，在产品成本计为零。

（二）按年初数固定计算在产品成本法

如果在产品的期初数和期末数都比较少，或期初数和期末数虽然不算少，但是每月月初、月末的数量变化不大，出于简化计算的目的，可以将在产品的成本固定为上期期末在产品余额。在本年度结束之后，再对在产品进

行实际盘点，重新计算其成本。这种方法也是将当期的全部生产费用归集到完工产品成本中。炼铁厂、化工厂或其他有固定容器装置的生产单位在分配完工产品与在产品之间的生产费用时，由于技术限制且在产品数量较稳定，可以采用这种方法。

（三）在产品按所耗原材料费用计价法

如果在产品的期初数和期末数都比较大，并且对于该产品来说，原材料费用占产品成本的比例较大，则占比较小的人工费用和制造费用可以忽略不计。这时，可将在产品按照其所耗费原材料的费用计价，将当期的人工费用和制造费用全部归集到完工产品成本。造纸、酿酒等行业的产品，原材料费用占产品成本的比例较大，可以采用这种方法。

【案例5-1】某产品月初在产品材料费用7 000元，本月耗用材料费用93 000元，本月完工A产品1 500件，月末在产品500件。材料在生产开始时一次性投入，材料费用以完工产品数量和月末在产品实际数量为分配标准进行分配。本月发生的人工费合计1 000元。其具体分配过程如下。

（1）已知条件。

①期初：在产品的材料费用7 000元。

②本月耗用：材料费用93 000元，人工费1 000元。

③月末：完工产品1 500件（进入下一个生产环节），在产品500件。

（2）计算步骤。

①材料费用合计=7 000+93 000=100 000（元）。

②材料费用分配率=100 000÷（1 500+500）=50。

③月末在产品成本=500×50=25 000（元）；

月末完工产品成本=1 500×50+1 000=76 000（元）。

（四）约当产量法

约当产量是指将月末在产品数量按其加工程度和投料程度分别折合成完工产品的数量。采用约当产量法，按照在产品约当产量和期末完工产品数量分配人工费用和制造费用，以及原材料费用，再将几部分相加得出在产品和完工产品期末成本。这种方法的优点是可以按照一定比例分配成本，与前3种方法的忽略和近似算法相比更为精确；缺点是虽然投料程度的数据容易取得，但是加工程度无法准确计量。人们通常采用在产品加工程度为50%、完工产品加工程度为100%的方式进行估计和判断，分配结果不够准确。其分配公式通常如下：

某道工序上的在产品投料程度=到本道工序为止的累计投料数额÷完工产品总计投料数额   （1）

某道工序上的在产品完工程度=（前面工序累计投入工时+本道工序工时定额×本道工序完工程度）÷完工产品总计投入工时 （2）

当要求的精确程度不高时，可以按照本工序投料为50%和本工序完工程度为50%对某道工序上的在产品完工程度进行估算。

在产品约当产量=在产品数量×完工程度   （3）

完工产品单位成本=（月初在产品成本+本月发生的生产费用）÷（完工产品产量+在产品约当产量）   （4）

完工产品成本=完工产品单位成本×完工产品产量 （5）

月末在产品成本=完工产品单位成本×月末在产品约当产量 （6）

【案例5-2】已知条件如下。①期初：在产品0件。②本月发生生产费用3 000元。③月末：完工产品10件（进入下一个生产环节），在产品20件（平均完工程度为50%）。

要求：计算月末在产品成本和完工产品成本。

计算步骤如下：

①生产费用合计：3 000元。

②完工产品单位成本=3 000÷（10+20×50%）=150（元/件）。

③月末在产品成本=20×150×50%=1 500（元）；

④完工产品成本=10×150=1 500（元）。

【案例5-3】已知条件如下：①某产品单位工时定额60小时，分为两道工序。②第一道工序20小时，第二道工序40小时。

要求：计算第一道工序在产品的完工程度和第二道工序在产品的完工程度。

计算步骤如下：

①第一道工序在产品的完工程度=（20×50%）÷60≈16.67%。

②第二道工序在产品的完工程度=（20+40×50%）÷60≈66.67%。

【案例5-4】已知条件如下：①某产品月初在产品和本月耗用直接材料费用合计60 000元。原材料在本期开始时一次性投入。②本期发生直接人工费用40 000元，燃料费用50 000元，制造费用30 000元。③月末完工产品400件，在产品200件。

要求：使用约当产量法分配月末完工产品和在产品成本。

计算步骤如下：

①直接材料费用的分配率=60 000÷（400+200）=100。

②直接人工费用、燃料费用、制造费用的分配率=（40 000+50 000+30 000）÷（400+200×50%）=240。

③月末完工产品成本=100×400+240×400=136 000（元）。

完工产品入库的会计分录如下：

借：库存商品   136 000

　　贷：生产成本——基本生产成本   136 000

④月末在产品成本=100×200+240×200×50%=44 000（元）或60 000+40 000+50 000+30 000-136 000=44 000（元）。

（五）在产品按完工产品成本计算法

如果在产品已经接近完工或已经加工完毕，但尚未验收或包装入库，为了简化计算，可以将这部分在产品归为完工产品进行成本计算。

（六）在产品按定额成本计价法

如果在产品数量比较稳定或数量较少，可以制定比较确定的成本定额，并以此进行成本计算。这种方法需要实际的调查研究、技术测定、参考各个加工阶段的在产品情况。其计算公式如下：

期末在产品成本=期末在产品数量×在产品单位成本定额　　　　（7）

产成品总成本（倒挤法）=月初在产品成本+本期发生的产品费用−期末在产品成本　　　　（8）

产成品单位成本=产成品总成本÷产成品产量　　　　（9）

【案例5−5】已知条件如下：①某产品月初在产品定额成本为15 000元，本月产品费用为36 000元。②材料费用定额成本为每件30元，原材料在本期开始时一次性投入（在产品单件定额工时为20小时，合计6 000小时；每小时人工费用定额为0.20元，每小时制造费用定额为0.40元）。③月末在产品300件。

要求：使用在产品按定额成本计价法分配月末完工产品和在产品成本。

计算步骤如下：

①月末在产品成本计算。

材料费用=300×30=9 000（元）

人工费用=6 000×0.20=1 200（元）

制造费用=6 000×0.40=2 400（元）

在产品成本合计=9 000+1 200+2 400=12 600（元）

②月末完工产品成本=15 000+36 000−12 600=38 400（元）

（七）定额比例法

定额比例法是按照完工产品与月末在产品定额耗用量或定额费用的比例分配生产费用的方法。材料费用按照定额消耗数量分配，其他费用一般按照消耗工时分配。定额比例法适用于各项消耗定额稳定和资料齐全、各月末在产品数量变动较大的产品。

第六章 产品成本计算方法

生产成本分配到在产品和产成品之后，应按照成本计算对象编制"成本计算单"，并选择合适的成本计算方法，计算各种产品的单位成本和总成本。成本计算的方法包括品种法、分批法、分步法、作业成本法等。成本计算方法适用范围见表6-1。

表6-1 成本计算方法适用范围

成本计算方法	适用范围	相关行业
品种法	以产品品种为对象计算成本，适用于大量、大批的单步骤生产的企业，或虽然有多步骤生产，但是不要求计算各步骤产品成本的小型企业	发电业、采掘业、水泥制造业、制砖业等
分批法	以产品批别为对象计算成本，适用于单件、小批量类型的生产企业，也可以用于一般企业中的新产品试制或试验的生产、在建工程，以及设备修理作业等	造船业、重型机器制造业等
分步法	以各种产品的生产步骤为对象计算成本，适用于大量、大批、多步骤的生产企业	纺织业、冶金业、大批量机械制造业等
作业成本法	以制造费用发生的成本动因分别设立作业中心，按作业中心建立制造费用成本库。其适用于生产多种产品并且需要分配高额制造费用的企业	商业银行等

一、品种法

（一）品种法的主要特点

品种法是产品成本计算中最基本、最简便的一种方法。它以产品品种为计算对象，不对各生产步骤的成本进行区分。对于单步骤生产或忽略各步骤成本的产品，可以通过品种法归集同一品种产品成本，再计算品种内单位产品的成本。

品种法的主要特点有以下3点。

（1）成本计算对象是企业的最终完工产品。品种法下，不划分各生产步骤，即使在期初、期末存在在产品，当其数量大体相同、价值不高时，可以在计算完工产品成本时将这部分在产品忽略。

（2）大规模、大批量生产的产品，较难确定产品的完整生命周期。因此，人为规定成本计算期是每月的会计报告期，即以日历月份确定成本计算期。

（3）对于单步骤生产的产品，生产费用完全归集于完工产品，不考虑在产品，也不需要进行任何的生产费用分配。对于规模较小，而且管理上又不要求按照生产步骤计算成本的大批量的多步骤生产，月末一般都有数量较多的产品，这就需要选择适当的分配方法，将产品成本明细账中归集的生产费用在完工产品与月末在产品之间进行分配，以便计算完工产品成本和月末在产品成本。

（二）品种法的适用范围

品种法适用于大量、大批的单步骤生产的企业，如发电、采掘、供水、供气、磨粉、铸造等企业，或虽然有多步骤生产，但是不要求计算各步骤产品成本的小型企业，如糖果厂、小砖瓦厂、小水泥厂、小瓷器厂等。

（三）品种法下成本核算的程序

1.当企业只生产单一品种产品时

企业的最终产品是单一品种时，根据有关原始凭证及费用汇总表登记生产成本明细账，编制产品成本计算单，即可算出单一产品的总成本和单位成本。这种情况下的产品成本核算程序是最简单的，因此该程序又称为简单法程序。

【案例6-1】现有一家发电厂，生产过程不可间断，不划分生产步骤，产品单一。本月发生生产费用70万元，生产电力1 000万千瓦时。生产成本明细账中，包括本月发生的直接材料20万元，直接人工25万元，制造费用25万元。××发电厂成本计算单见表6-2。

表6-2　××发电厂成本计算单

2022年××月

成本项目	总成本/万元	生产电力/万千瓦时	单位成本/（元/千瓦时）
直接材料	20		0.020
直接人工	25	1 000	0.025
制造费用	25		0.025
合计	70	1 000	0.07

2.当企业生产多品种产品时

企业的最终产品的品种是两种或两种以上时，按品种分别设置生产成本明细账，尽可能根据原始凭证分清各产品的耗用，以便作为直接费用计入该产品的生产成本，对间接费用则要选择适合的标准分配后计入生产成本。

【案例6-2】（1）甲公司只生产A型水泥和B型水泥两种产品。该公司2019年10月的产品成本计算单见表6-3和表6-4。

表6-3 产品成本计算单——A型水泥

2022年10月

完工产品数量：600件 单位：元

成本项目	月初在产品成本	本月生产费用	生产费用合计	产成品总成本	产成品单位成本	月末在产品成本
直接材料	15 700	55 000	70 700	60 600	101.00	10 100
直接人工	7 730	31 920	39 650	36 600	61.00	3 050
燃料和动力费	18 475	67 000	85 475	78 900	131.50	6 575
制造费用	6 290	22 960	29 250	27 000	45.00	2 250
合计	48 195	176 880	225 075	203 100	338.50	21 975

表0-4 产品成本计算单——B型水泥

2022年10月

完工产品数量：500件 单位：元

成本项目	月初在产品成本	本月生产费用	生产费用合计	产成品总成本	产成品单位成本	月末在产品成本
直接材料	9 468	30 000	39 468	29 900	59.80	9 568
直接人工	2 544	18 240	20 784	17 320	34.64	3 464
燃料和动力费	8 020	41 300	49 320	41 100	82.20	8 220
制造费用	1 292	13 120	14 412	12 010	24.02	2 402
合计	21 324	102 660	123 984	100 330	200.66	23 654

（2）根据以上两张产品成本计算单，编制完工产品入库的会计分录如下：

借：库存商品——A型水泥 203 100

——B型水泥 100 330

贷：生产成本——基本生产成本——A型水泥 203 100

——B型水泥 100 330

二、分批法

（一）分批法的主要特点

分批法是以产品批别为成本计算对象。由于不同批次的生产大多根据销售订单确定，因此分批法也称为订单法。

分批法的主要特点有以下3点。

（1）成本计算对象是一批产品，直接材料和直接人工都是按照批次进行归集，制造费用则按照适当的分配标准分配计入不同批次。

（2）成本计算周期是产品的生产周期。产品完工后，不再将后面发生的费用计入其成本。涉及会计跨期时，将已发生的费用列为该产品的在产品成本。

（3）在计算月末产品成本时，一般不存在完工产品和在产品的成本分配问题。

（二）分批法的适用范围

分批法适用于单件、小批量类型的生产，也可以用于一般企业中的新产品试制或试验的生产、在建工程，以及设备修理作业等。重型机器制造企业、船舶制造企业、精密工具仪器制造企业、印刷工业，不断更新产品的高档时装行业，以及企业内部模具制造和试制新产品等，适合采用分批法计算产品成本。

（三）分批法下成本核算的程序

直接生产费用直接计入分步骤、分批别设立的生产成本明细账中。间接生产费用应先计入分步骤的制造费用明细账中，再按适当的标准计入各批产品中。当某一批别产品生产结束后，应根据设立的生产成本明细账，编制该批产品的成本计算单。

【**案例6-3**】某企业接下一笔订单，准备采用分批法计算产品成本。该企业6月投产甲产品10件，批次为601，7月全部完工。7月投产乙产品60件，批号为701，当月完工40件，并已交货，还有20件尚未完工。601批次和701批次产品成本计算单见表6-5和表6-6。

表6-5 产品成本计算单——甲产品

完工产品数量：10件　　　　批量：10件　　　　批次：601

完工日期：7月5日

委托单位：××公司

单位：元

成本项目	直接材料	直接人工	制造费用	合计
6月末余额	12 000	900	3 400	16 300
7月发生费用	4 600	1 700	8 000	14 300
合计	16 600	2 600	11 400	30 600
结转产成品（10件）成本	16 600	2 600	11 400	30 600
单位成本	1 660	260	1 140	3 060

表6-6 产品成本计算单——乙产品

完工产品数量：40件　　　　批量：60件　　　　批次：701

完工日期：7月26日

委托单位：××公司

单位：元

成本项目	直接材料	直接人工	制造费用	合计
7月发生费用	18 000	1 650	4 800	24 450
结转产成品（40件）成本	12 000	1 320	3 840	17 160
单位成本	300	33	96	429
月末在产品成本	6 000	330	960	7 290

　　从表6-5和表6-6的数据可以看出，601批次产品7月全部完工，两个月内发生的全部甲产品生产费用，合计即为完工产品总成本。701批产品在7月末部分完工，而且完工产品数量占批次总数量比例较大，应该将产品生产费用在完工产品和在产品之间分配，并计算产成品的单位成本。其中，因为直接材料在生产初期为一次性投入，所以完工产品承担18 000×40÷60=12 000（元），在产品承担成本18 000×20÷60=6 000（元）。其他费用的分配，按照完工产品和在产品的约当产量分配。因为20件在产品的完工程度为50%，约当产量为20×50%=10件，所以对于直接人工，完工产品承担1 650÷（40+10）×40=1 320（元），在产品承担1 650÷（40+10）×10=330（元）。对于制造费用，完工产品承担4 800÷（40+10）×40=3 840（元），在产品承担成本4 800÷（40+10）×10=960（元）。

三、分步法

（一）分步法的主要特点

　　分步法是按照产品的生产步骤来计算产品成本的一种方法，适用于大量、大批的多步骤生产。根据成本管理对各生产步骤成本资料的不同要求（如是否要求计算半成品成本）和简化核算的要求，分步法分为逐步结转分步法和平行结转分步法。

　　（1）在逐步结转分步法下，按照产品加工的顺序，逐步计算并结转半产品成本，直到最后加工步骤才能计算出产成品成本，其特点如下：

　　①能提供各个生产步骤的半成品成本资料。

　　②为各步骤的在产品实物管理及资金管理提供资料。

　　③能够全面反映各生产步骤的生产耗费水平，更好地满足各生产步骤成本管理要求。

（2）在平行结转分步法下，计算各步骤成本时，不计算各步骤的半成品成本，只计算本步骤发生的各项其他费用，以及这些费用中应计入产成品成本的份额，将相同产品各步骤成本明细账中的这些份额平行结转、汇总就是该产品的产成品成本。其特点如下：

①各步骤可以同时计算产品成本，汇总后计入产成品成本。

②在产成品成本中，能够直接看到原始成本项目，不需要成本还原。

③不能提供半成品成本资料。

（二）分步法的适用范围

逐步结转分步法适用于大量、大批、复杂生产的企业，这种企业生产的产成品和半成品都可以作为商品对外销售，需要计算半成品的成本，如钢铁厂的生铁、铁锭，纺织厂的棉纱等。平行结转分步法适用于多步骤生产的企业，生产产品的各项成本项目核算比较重要，并且可以不提供半成品的成本，如大批量生产的机械装配制造企业。

（三）分步法下成本核算的程序

步骤1为半成品成本计算单，来自生产成本明细账中的生产费用凭证；步骤2为半成品成本计算单，来自步骤1的半成品成本计算单加上生产成本明细账中的生产费用凭证；步骤3为辅助生产费用计入车间制造费用明细账，最后归入产品成本计算单。

【案例6-4】甲产品的生产在两个车间进行。第一车间给第二车间提供半成品。两个车间的月末在产品都按定额成本计价。登记的第一车间甲产品半成品成本计算单（逐步结转分步法），见表6-7。

表6-7　第一车间甲产品半成品成本计算单（逐步结转分步法）

2022年5月

项目	直接材料/元	直接人工/元	制造费用/元	合计/元
月初在产品成本	610	70	54	734
本月生产费用	895	125	125	1 145
合计	1 505	195	179	1 879
完工半成品转出（8件）	1 200	160	152	1 512
月末在产品定额成本	305	35	27	367

根据半成品的成本计算单、入库单和领用单，登记的半成品明细账见表6-8。

表6-8　半成品明细账

月份	月初余额		本月增加		合计/元		单位成本/元	本月减少	
	数量/件	实际成本/元	数量/件	实际成本/元	数量/件	实际成本/元		数量/件	实际成本/元
5	3	556	8	1 512	11	2 068	188	9	1 692
6	2	367							

第二车间的甲产品半成品成本计算单见表6-9。

表6-9　第二车间甲产品半成品成本计算单

2022年5月

项目	直接材料/元	直接人工/元	制造费用/元	合计/元
月初在产品成本	374	10	11	395
本月生产费用	1 692	198.5	314.5	2 205
合计	2 066	208.5	325.5	2 600

续表

项目	直接材料/元	直接人工/元	制造费用/元	合计/元
产成品转出（5件）	1 890	195	300	2 385
单位成本	378	39	60	477
月末在产品	176	13.5	25.5	215

经过计算，可以得出甲产品的产成品单位成本是477元。

四、作业成本法

（一）作业成本法的含义和主要特点

作业成本法是将间接费用和辅助费用更准确地分配到产品和服务的一种成本计算方法。采用作业成本法，直接成本直接计入相关产品，包括易于追溯到产品的材料成本、人工成本和其他成本，这些成本都可以直接归属到特定产品。不能追溯到产品的成本，则先追溯有关作业，计算其作业成本，再将作业成本分配到有关产品。

作业成本法强调间接费用的因果关系，根据成本动因将成本分配到各成本对象。例如，各项产品应承担的产品检验成本，以产品投产的批次或检验次数为作业动因进行分配，是因为检验次数和产品应承担的检验成本存在因果关系。

（二）作业成本法的适用范围

由于作业成本法的结果相对于前面所述3种方法更加准确，需要付出更多的人工和企业资源及科学的实施程序，否则作业成本法的应用成本将高于其带来的正面效益。

作业成本法适用于具有以下特征的企业。

（1）制造费用占产品成本比重大。

（2）产品种类繁多，小批量、多品种生产。

（3）企业生产经营的作业环节较多。

（4）会计电算化程度较高。

（5）现行成本管理模式下尚不能提供更为准确的成本信息。

理想状况下，任何企业从前面所述的3种成本计算方法转到作业成本法，都会提高其对产品成本形态的精准控制能力，进而了解制造费用的驱动因素，提高经营效率。

（三）作业成本法下成本核算的程序

作业成本法的指导原则是作业消耗资源，产品消耗作业。该方法下的成本计算过程分为两个阶段。

第一阶段：将作业执行中耗费的资源分配到相关作业，并计算作业的成本。

第二阶段：将第一阶段计算的成本分配到有关成本对象中（包括追溯和动因分配）。常见作业的资源成本动因见表6-10。

表6-10　常见作业的资源成本动因

作业	资源成本动因
机器作业	机器作业时间
安装作业	安装时间
清洁作业	清洁面积
能源消耗	电表、流量表装机功率和运行时间
制作订单作业	订单数量
顾客服务作业	服务电话次数、服务产品品种数、服务时间

【案例6-5】某机械厂车间加工M、N两种半成品。M半成品由零件A和B组成，生产1 000件，采用普通设备生产；N半成品由零件C和D组成，生产200件，采用专用自动化设备生产，要通过专用检测设备的3道检验方为合格。两种半成品的作业方式和应负担的制造费用有较大差距，采用作业成本法分摊制造费用。M、N半成品均为本月投入、本月完工。

（1）汇总车间制造费用明细账见表6-11。

表6-11　车间制造费用明细账

2022年6月　　　　　　　　　　　　　　　　　　　　　　金额单位：元

	月份	管理人员工资	折旧费	水电费	修理费	设备调整费	质量检验费	其他	合计
重新分解前	6月	5 000	16 667	15 667	4 500	4 400	16 000	6 446	68 680
重新分解后	6月		20 000	18 800	5 400	5 280	19 200		68 680

没有直接成本动因的共同制造费用（管理人员工资和其他）按比例分摊计入有直接成本动因的项目。

共同制造费用分配率=（5 000+6 446）÷（68 680−5 000−6 446）≈0.2

折旧费应分摊的共同制造费用=16 667×0.2≈3 333（元）

水电费应分摊的共同制造费用=15 667×0.2≈3 133（元）

修理费应分摊的共同制造费用=4 500×0.2≈900（元）

设备调整费应分摊的共同制造费用=4 400×0.2≈880（元）

质量检验费应分摊的共同制造费用=16 000×0.2≈3 200（元）

（2）按成本动因分配制造费用，编制各作业中心制造费用明细账，见表6-12。

表6-12　制造费用按成本动因分配表

2022年6月

作业中心		折旧费	水电费	修理费	设备调整费	质量检验费	合计
制造费用/元		20 000	18 800	5 400	5 280	19 200	68 680
制造费用分配率		1	2	50	30	100	
成本动因	合计工时	20 000	9 400	108	176	192	
	零件A分配工时	2 000	2 000	50	6	15	
	零件B分配工时	2 100	2 100	30	20	17	
	零件C分配工时	10 800	3 600	10	60	66	
	零件D分配工时	5 100	1 700	18	90	94	

注：作业中心各项费用由合计工时乘以制造费用分配率所得。

零件A与零件B的机器工时与标准机器工时相等。零件C与零件D的机器工时等于3倍的标准机器工时。作业成本计算表见表6-13。作业中心制造费用明细表见表6-14。

表6-13　作业成本计算表

2022年6月

作业中心		设备费	水电费	修理费	设备调整费	质量检验费	合计/元
零件A	成本动因量/元	2 000	2 000	50	6	15	
	分配率	1	2	50	30	100	
	应分摊制造费用/元	2 000	4 000	2 500	180	1 500	10 180
零件B	成本动因量/元	2 100	2 100	30	20	17	
	分配率	1	2	50	30	100	
	应分摊制造费用/元	2 100	4 200	1 500	600	1 700	10 100
零件C	成本动因量/元	10 800	3 600	10	60	66	
	分配率	1	2	50	30	100	
	应分摊制造费用/元	10 800	7 200	500	1 800	6 600	26 900

续表

作业中心		设备费	水电费	修理费	设备调整费	质量检验费	合计/元
零件D	成本动因量/元	5 100	1 700	18	90	94	
	分配率	1	2	50	30	100	
	应分摊制造费用/元	5 100	3 400	900	2 700	9 400	21 500
合计/元		20 000	18 800	5 400	5 280	19 200	68 680

表6-14　作业中心制造费用明细表

2022年6月　　　　　　　　　　　　　　　　　　　　　单位：元

作业中心	零件A	零件B	零件C	零件D	合计
折旧费	2 000	2 100	10 800	5 100	20 000
水电费	4 000	4 200	7 200	3 400	18 800
修理费	2 500	1 500	500	900	5 400
调整费	180	600	1 800	2 700	5 280
质量检验费	1 500	1 700	6 600	9 400	19 200
合计	10 180	10 100	26 900	21 500	68 680

（3）零部件制造费用计算单见表6-15。

表6-15　零部件制造费用计算单

2022年6月　　　　　　　　　　　　　　　　　　　　　单位：元

零部件		制造费用
半成品M	零件A	10 180
	零件B	10 100
	合计	20 280
半成品N	零件C	26 900
	零件D	21 500
	合计	48 400
总计		68 680

（4）M半成品成本计算单见表6-16。N半成品成本计算单见表6-17。

注：根据材料发出汇总表，M、N半成品领用直接材料分别为40 500元和102 300元；根据工资分配汇总表，M、N半成品的直接工资分别为22 220元和15 300元；2019年6月生产M半成品1 000件、N半成品200件。

表6-16　M半成品成本计算单

产品数量：1 000件　　　　　　　2022年6月　　　　　　　单位：元

成本项目	总成本	单位成本
直接材料	40 500	40.5
直接工资	22 220	22.22
制造费用	20 280	20.28
合计	83 000	83

表6-17　N半成品成本计算单

产品数量：200件　　　　　　　2022年6月　　　　　　　单位：元

成本项目	总成本	单位成本
直接材料	102 300	511.5
直接工资	15 300	76.5
制造费用	48 400	242
合计	166 000	830

（四）作业成本法与其他成本计算方法的比较

由于作业成本法按成本动因划分作业中心，细化了制造费用的分配过程，因此其与一般的按单标准分配全部制造费用的成本计算法在计算过程方面有明显的区别，计算的结果也大不相同。

（1）作业成本法与其他成本计算方法的计算结果比较。采用一般成本计算方法，假如制造费用按机器工时进行分配，其计算结果与作业成本法下的计算结果相比较则一目了然。非作业成本法下制造费用分配表见表6-18。制造费用分配比较表见表6-19。

表6-18　非作业成本法下制造费用分配表

2022年6月

半成品	机器工时	分配率	制造费用/元
M	4 100	7.306 4	29 956
N	5 300	7.306 4	38 724
合计	9 400		68 680

表6-19　制造费用分配比较表

2022年6月

半成品	作业成本法下分配的制造费用/元	非作业成本法下分配的制造费用/元	差额/元	增减百分比
M	20 280	29 956	9 676	47.7%
N	48 400	38 724	−9 676	−20%
合计	68 680	68 680		

由于分配的制造费用不同，半成品总成本和单位成本发生变化。半成品总成本比较表见表6-20。半成品单位成本比较表见表6-21。

表6-20　半成品总成本比较表

2022年6月

半成品	作业成本法下总成本/元	非作业成本法下总成本/元	差额/元	增减百分比
M	83 000	92 676	9 676	11.7%
83	166 000	156 324	−9 676	−5.8%
合计	249 000	249 000		

表6-21　半成品单位成本比较表

2022年6月

半成品	作业成本法下单位成本/元	非作业成本法下单位成本/元	差额/元	增减百分比
N	83	92.68	9.68	11.7%
M	830	781.62	−48.38	−5.8%

（2）作业成本法的优缺点。从上面的比较我们明显看出：非作业成本法下分配修理费、调整费和质量检验费等只有机器工时标准，对于M和N半成品的分配不公平，M半成品多负担9 676元的制造费用，占应负担费用约47.7%，N半成品则少负担9 676元的制造费用，占应负担费用约20%。

非作业成本法在制造费用分配方面明显歪曲了制造费用与半成品、产成品的关系，造成了成本的不真实。

作业成本法的优缺点概括如下。

①制造费用的分配比较准确、合理，能够提供较为准确的半成品和产成品的成本信息。

②作业中心的划分有助于详细分析制造费用的增减变动原因，有利于管理决策，便于采取措施加强对制造费用的控制。

③对作业中心的考核拓宽了责任会计的运用范围，按作业中心来划分和考核责任中心的业绩更为切实可行。

④作业中心的划分有一定难度，对与成本动因不直接相关的制造费用还要选择一定的标准分配计入各作业中心，在一定程度上影响了作业成本法的准确性。

⑤增加了成本计算的工作量，加大了核算成本。

第七章　产品成本计算的辅助方法

一、标准成本法

（一）标准成本法的主要特点

标准成本法是在成本核算时以预先设定的标准成本为基础，将标准成本与实际成本进行比较并核算产品成本的计算方法，它是由制定标准成本、计算和分析成本差异、处理成本差异等几个部分组成的系统。标准成本法主要有以下特点。

（1）标准成本法下，根据企业自身生产经营的各方面情况制定标准成本，标准成本加上成本差异构成产品的实际生产成本。

（2）标准成本法下与成本核算相关的原材料、产成品、生产成本可按照标准成本入账，简化账务处理。

（3）标准成本法的实质是一种管理方法，它更多被应用在企业加强自身成本的控制上，这也是标准成本法和其他成本计算方法的本质区别。

（二）标准成本法的适用范围

标准成本法适用于管理水平较高的大批量生产型企业。

首先，使用标准成本法的企业需要为每一种产品预先制定标准成本，对于小批量订制生产的企业，需要反复修改和制定标准成本，极大增加了成本核算的难度。因此，该方法对于产品品种较少的大批量生产型企业更为适用，使产品的成本核算更为清晰、简单。

其次，标准成本法实施的关键在于标准成本的制定，合理制定标准成本有助于企业的科学管理。但是，标准成本的制定需要充分考虑在有效作业条件下所需要的直接材料和人工数量、预期支付的直接材料和人工费用，以及在正常生产情况下应该分摊的制造费用等因素，解决这些问题需要多个部门共同参与、协调和制定，还需要企业管理人员具有较高的管理水平。

（三）标准成本法下成本核算的程序

1.标准成本的制定

制定标准成本首先应确定直接材料和直接人工的标准成本，其次确定制造费用的标准成本，最后确定单位产品的标准成本。

制定项目标准成本时，无论哪一个成本项目都需要确定其用量和价格标准。

用量标准包括单位产品材料消耗量、单位产品直接人工及工时等，主要由生产技术部门主持制定，执行标准成本的部门和职工参与。

价格标准包括原材料单价、小时工资率、小时制造费用分配率等，由财务部门和有关其他部门共同研究确定。采购部门是材料价格的责任部门，劳资部门和生产部门对小时工资率负有责任，各生产车间对小时制造费用分配率承担责任。

无论是价格标准还是用量标准，都是在理想状态下或正常状态下核定的，据此得出理想的标准成本或正常的标准成本。下面介绍正常标准成本的制定。

（1）直接材料标准成本。直接材料的标准消耗量是用统计方法、工业工程法或其他技术分析方法确定的，它是现有技术条件下生产单位产品所需的材料数量，包括必不可少的消耗，以及各种难以避免的损失。

直接材料的价格标准是预计下一年度实际需要支付的进料单位成本，包括发票价格、运费、检验费和正常损耗等成本，是取得材料的完全成本。

单位产品的直接材料标准成本=单位产品的直接材料标准消耗量×直接
材料的标准单价　　　　　　　　　　　　　　　　　　　　　　（1）

产品甲的直接材料标准成本见表7–1。

表7–1　产品甲的直接材料标准成本

标准	材料A	材料B
标准单价：		
发票单价/元	1	4
装卸检验费/元	0.05	0.1
每千克标准价格/元	1.05	4.1
标准用料量：		
图纸用量/千克	5	2
允许损耗量/千克	0.2	0.2
单位产品标准消耗量/千克	5.2	2.2
直接材料标准成本/元	$1.05 \times 5.20 = 5.46$	$4.10 \times 2.20 = 9.02$
单位产品的直接材料标准成本/元	14.48	

（2）直接人工标准成本。直接人工的用量标准是指单位产品的标准工
时。确定单位产品所需的直接生产工人工时，需要按照产品的加工工序分别
进行确定，然后汇总。根据工艺流程、技术方案、加工步骤，考虑直接加工
时间、必要的间歇时间、停工调整时间和花在正常废品率内的废品工时，制
定出单位产品的标准工时量。

单位产品的直接人工标准成本=单位产品的标准工时量×标准工资率　（2）

产品甲的直接人工标准成本见表7–2。

表7-2　产品甲的直接人工标准成本

标准	第一工序	第二工序
小时工资率：		
基本生产工人人数	20	50
每人每月工时	204（25.5天×8小时）	204
出勤率	98%	98%
每人平均可用工时	200	200
每月总工时	4 000	10 000
每月工资总额/元	36 000	126 000
标准工资率	9	12.6
单位产品标准工时量：		
理想作业时间/小时	1.5	0.8
调整设备时间/小时	0.3	
工间休息/小时	0.1	0.1
其他/小时	0.1	0.1
单位产品标准工时合计	2	1
直接人工标准成本/元	18	12.6
直接人工标准成本合计/元	30.6	

（3）制造费用标准成本。制造费用标准成本按部门分别编制，然后将同一产品涉及的各个部门单位制造费用标准加以汇总，得出整个产品的制造费用标准成本。

单位产品的制造费用标准成本=单位产品的直接标准工时×制造费用分配率

（3）

制造费用分配率比较难以确定，它不仅需要综合考虑制造费用与人工、机器工时之间的关系，还需要考虑生产产量。不同产量下，人工、机器的用时不同，为管理生产及生产共同耗费的制造费用会有所不同。所以，在计算制造费用时，需要分为固定制造费用成本和变动制造费用标准成本两部分。制造费用弹性预算见表7-3。制造费用分配率的计算见表7-4。

表7-3　制造费用弹性预算

2022年6月

项目	预算额			备注
	90%产量	100%产量	110%产量	
标准产量/台	900	1 000	1 100	
完成预期产量的比率	90%	100%	110%	
直接人工工时	9 000	10 000	11 000	
间接人工费/元	9 000	10 000	11 000	1元/直接人工工时
间接材料费/元	27 000	30 000	33 000	3元/直接人工工时
修理费/元	18 000	20 000	22 000	2元/直接人工工时
燃料费/元	18 000	20 000	22 000	2元/直接人工工时
变动制造费用合计/元	72 000	80 000	88 000	
管理人员工资/元	16 000	16 000	16 000	
厂房设备折旧费/元	50 000	50 000	50 000	
厂房设备保险费/元	5 000	5 000	5 000	
水电照明费/元	5 000	5 000	5 000	
固定制造费用合计/元	76 000	76 000	76 000	
制造费用总计/元	148 000	156 000	164 000	

表7-4　制造费用分配率的计算

产量完成比率	完成90%	完成100%	完成110%
变动制造费用分配率	72 000÷9 000=8	80 000÷10 000=8	88 000÷11 000=8
固定制造费用分配率	76 000÷9 000≈8.44	76 000÷10 000=7.6	76 000÷11 000≈6.91
制造费用分配率	148 000÷9 000≈16.44	156 000÷10 000=15.6	164 000÷11 000≈14.91

2.标准成本差异分析

标准成本是一种目标成本，由于各种原因，产品的实际成本会与目标成本不一致。这种不一致是正常现象，如果产品的实际成本大于标准成本，说明成本超支；反之，说明节约成本。实际成本与标准成本之间的差额称为标准成本差异，反映了实际成本脱离预定目标的信息，因此，对标准成本差异进行分析有助于找出其中的原因，以便进行纠正并找到对策。

（1）直接材料标准成本差异分析。

直接材料标准成本差异=材料实际成本 - 材料标准成本

=实际数量×（实际价格 - 标准价格）+标准价格×（实际数量 - 标准数量）

=材料价格差异 + 材料数量差异　　　　（4）

直接材料数量差异=（实际产量 - 标准产量）×标准价格

直接材料价格差异=实际产量×（实际价格 - 标准价格）

材料价格差异是在采购过程中形成的，应该由采购部门负责。采购部门未能按照标准价格进货的原因有很多，包括供应商的价格波动、紧急订货、采购时舍近求远而造成运费和途中损耗增加等。

材料数量差异是在材料耗用过程中形成的，包括操作疏忽造成的废品废料增加、机器不适用、新人上岗造成的用料增加、新技术的应用进而节约材料等，反映了生产部门的成本控制业绩。材料用量增加并非全部是生产部门的责任，进料质量不高、规格不符会导致用料增加，质检过严、工艺变更也会导致用料数量的变化。对于材料数量差异的分析还需要结合具体情况多方面考虑。

【案例7-1】某工厂本月生产产品400件，共使用材料2 500千克。直接材料单价为0.55元/千克，直接材料的单位产品标准成本为3元，每件产品耗用6千克原材料，每千克材料的标准价格为0.5元/千克。

直接材料价格差异=2 500×（0.55－0.5）=125（元）

直接材料数量差异=（2 500－400×6）×0.5=50（元）

直接材料成本差异=直接材料价格差异+直接材料数量差异=125+50=175（元）

（2）直接人工标准成本差异分析。

直接人工标准成本差异=人工实际成本－人工标准成本

$\qquad$=实际工时×实际工资率－标准工时×标准工资率

$\qquad$=（实际工时×实际工资率－实际工时×标准工资率）+（实际工时×标准工资率－标准工时×标准工资率）

$\qquad$=实际工时×（实际工资率－标准工资率）+标准工资率×（实际工时－标准工时）

$\qquad$=工资率差异+工时差异 （5）

工资率差异一般应由人事部门负责，其可能产生于工人晋升或降级的工资变动、奖励制度未产生实效、加班或使用临时工等。

工时差异一般是由工作环境不良、设备故障较多、工具选用不当、新工人集中上岗、经验不足、劳动积极性不佳等因素导致。

【案例7-2】生产Q产品的标准人工工时是10小时/台，标准工资率为7元/小时。本月生产1 000台，实际耗用人工工时9 500小时，实际支付工资总额76 000元。

实际工资率=76 000÷9 500=8

工资率差异=9 500×（8-7）=9 500（元）

人工工时差异=7×（9 500-1 000×10）=-3 500（元）

直接人工标准成本差异=9 500-3 500=6 000（元）

（3）固定制造费用标准成本差异分析。固定制造费用标准成本差异分析的方法与各变动费用标准成本差异分析的方法不同，主要包括二因素分析法和三因素分析法。

①二因素分析法。二因素分析法是将固定制造费用差异分为耗费差异和能量差异的方法。耗费差异是指固定制造费用的实际金额与固定制造费用预算金额之间的差额。

固定制造费用耗费差异=固定制造费用实际数-固定制造费用预算数（6）

能量差异是指固定制造费用预算与固定制造费用标准成本的差额，即实际产量的标准工时与生产能量的差额用固定制造费用标准分配率计算的金额，它反映实际产量标准工时未能达到生产能量造成的损失。

固定制造费用能量差异=固定制造费用预算数-固定制造费用标准成本

=固定制造费用标准分配率×生产能量-固定制造费用标准分配率×实际产量标准工时

=（生产能量-实际产量标准工时）×固定制造费用标准分配率　　　　　　　（7）

固定制造费用成本差异=固定制造费用耗费差异+固定制造费用能量差异　　　　　　　　　　　　　　　　（8）

【**案例7-3**】某工厂本月实际产量400件，发生固定制造费用1 450元，实际工时为890小时。企业生产能量为500件，即1 000小时，每件产品的固定制造费用标准成本为3元，每件产品标准工时为2小时，固定制造费用标准分配率为1.5。

固定制造费用耗费差异=1 450－1 000×1.5=−50（元）

固定制造费用能量差异=1 000×1.5－400×2×1.5=1 500－1 200=300（元）

固定制造费用成本差异=实际固定制造费用－标准固定制造费用

=1 450－400×3=250（元）

固定制造费用成本差异=固定制造费用耗费差异+固定制造费用能量差异

=−50+300=250（元）

②三因素分析法。三因素分析法是将固定制造费用差异分为耗费差异、效率差异和闲置能量差异的方法，其中固定制造费用耗费差异与二因素分析法的固定制造费用耗费差异相同。

固定制造费用耗费差异=固定制造费用实际数－固定制造费用预算数　　　　　　　　　　　　　　　　　　　　　　　　　　　（9）

固定制造费用效率差异=（实际工时－实际产量标准工时）×固定制造费用标准分配率　　　　　　　　　　　　　　　　　　　　　　（10）

固定制造费用闲置能量差异=（生产能量－实际工时）×固定制造费用标准分配率　　　　　　　　　　　　　　　　　　　　　　（11）

固定制造费用成本差异=固定制造费用耗费差异+固定制造费用闲置能量差异+固定制造费用效率差异　　　　　　　　　　　　　　　（12）

【**案例7-4**】沿用例7-3资料，用三因素分析法计算固定制造费用成本差异。

固定制造费用耗费差异=1 450－1 500=−50（元）

固定制造费用闲置能量差异=（1 000－890）×1.5=165（元）

固定制造费用效率差异=（890－400×2）×1.5=135（元）

固定制造费用成本差异=－50+165+135=250（元）

在三因素分析法中，闲置能量差异与效率差异之和与二因素分析法中的能量差异数额是相同的。

3.标准成本及差异的账务处理

在标准成本法下，与生产成本有关的科目（如"在产品""产成品"等账户）都采用标准成本计价；对于各种差异，则会另外设置成本差异科目进行核算。在会计期末会对各种成本差异进行处理。各类型差异对应设置的账户见表7-5所示。

表7-5　各类型差异对应设置的账户

差异类型	设置科目
直接材料成本差异	材料价格差异
	直接人工效率差异
直接人工成本差异	直接人工工资率差异
	直接人工效率差异
变动制造费用成本差异	变动制造费用开支差异
	变动制造费用差异
固定制造费用成本差异	固定制造费用耗费差异
	固定制造费用能量差异
	固定制造费用效率差异

对于各种有利差异，记入相关差异科目的贷方；对于各种不利差异，记入相关差异科目的借方。

关于"材料价格差异"科目的核算时间，一般有两种方法：一是在材料购入时就计算其价格差异，在材料科目中记录材料的标准成本，同时将其价格差异记入"材料价格差异"科目；二是在领用材料时计算材料的价格差异，在购入材料时，按照材料的实际成本记入材料科目，在实际领用材料时，将材料科目中的标准成本部分转入在产品科目，然后再将价格差异由材料科目转入"材料价格差异"科目。

期末分析计算各种成本差异后，要对其进行处理。成本差异的处理方法有以下两种。

第一种方法是将本期的各种成本差异分配给期末在产品、期末库存产成品和本期已售产品，然后再根据标准成本的比例分配成本差异。在这种处理方法下，资产负债表中所有的在产品和产成品项目，以及利润表中已售产品的成本都能够反映其实际成本。

第二种方法是将本期发生的各种差异全部计入当期损益。在这种处理方法下，资产负债表中的在产品和产成品项目只能反映标准成本。这种方法不需要对各种成本差异进行二次分配，极大简化了期末的会计核算工作。同时，在资产负债表中以标准成本反映在产品和产成品的价值可以显示其真实的正常成本，而且将差异计入当期损益还可以反映本期成本控制的成果。如果标准成本过于陈旧，不符合现实条件，就需要对其进行合理地调整，使其符合实际。

【案例7-5】

1.公司基本情况

万兴公司每月采用加权平均法核算存货，生产过程中原材料一次性投入，存货盘点采用永续盘存制。公司对A产品加工过程无须办理在产品出入库手续，采用平行结转分步法计算完工产品成本，采用约当产量法计算在产品成本；生产A产品需要经过第一、第二和第三车间方可完工。经公司工程师分析，第一车间加工完毕，能完成A产品的40%；第二车间加工完毕，能累计完成A产品的70%；第三车间完成剩下的30%。第一车间需要领用甲材料，第二车间需要领用乙材料，第三车间无须领用材料。为加强成本管理，公司决定实施标准成本，甲材料标准成本为10元/千克，乙材料20元/千克。直接人工标准工资率第一车间、第二车间及第三车间均为10，归属于制造费用的人工标准工资率第一车间为5，第二车间与第三车间为10。生产一件A产品第一车间需要甲材料4千克，直接人工4小时，归属于制造费用的人工4小时；第二车间需要乙材料3千克，直接人工3小时，归属于制造费用的人工3小时；第三车间需要直接人工3小时，归属于制造费用的人工3小时。

生产A产品的标准成本计算如下。

直接材料：甲材料=10×4=40（元）；乙材料=20×3=60（元）

直接人工：第一车间=10×4=40（元）；第二车间=10元×3=30（元）；第三车间=10×3=30（元）

制造费用：第一车间=5×4=20（元）；第二车间=10×3=30（元）；第三车间=10×3=30（元）

A产品单位标准成本=40+60+40+30+30+20+30+30=280（元）

月末存货盘点，账实均相符。

月初的原材料明细见表7-6。

表7-6 原材料明细

材料名称	数量/千克	标准成本/元	价格差异/元
甲	1 000	10 000	20 000
乙	1 500	30 000	−400

A产品月初在产品资料如下：第一车间100件，本步骤完工比例50%；第二车间80件，本步骤完工比例60%；第三车间100件，本步骤完工比例30%。根据上月产品成本计算单中的数据，整理出各车间消耗汇总，见表7-7。

表7-7　各车间消耗汇总

单位：元

车间	标准成本	价格差异	数量差异	标准成本	价格差异	数量差异	标准成本	价格差异	数量差异	标准成本	价格差异	数量差异
	直接材料			直接人工			制造费用			合计		
第一车间	11 200	800	500	9 200	−400	300	4 600	−300	−200	25 000	100	600
第二车间	10 800	−800	300	4 440	300	−100	4 440	400	50	19 680	−100	250
第三车间	—	—	—	900	200	−100	900	−300	200	1 800	−100	100

本月成本情况：本月累计购头甲材料10 000千克，花费98 700元；乙材料7 000千克，花费144 650元。

本月入库产品2 400件，投产2 500件。领用甲材料9 800千克、乙材料7 600千克。第一车间耗时10 000小时，耗用直接人工99 000元，制造费用51 000元，盘点在产品200件，本步骤完工比例60%；第二车间耗时7 500小时，耗用直接人工75 000元，制造费用78 000元，盘点在产品60件，本步骤完工比例80%；第三车间耗时7 500小时，耗用直接人工78 000元，制造费用76 500元，盘点在产品120件，本步骤完工比例70%。

盘点存货发现甲材料剩余1 100千克，乙材料剩余900千克。

审核要点：盘点的甲材料账实不相符，会计上数量为10 000+1 000−9 800=1 200（千克），数量＞1 100千克，经检查发现为计量错误，经报批管理层批准、税务局允许，该100千克作为在产品成本。乙材料账实相符，为1 500+7 000−7 600=900（千克），生产的A产品也账实相符，为100+80+100+2 500=2 400+200+60+120=2 780（件）。

2.案例解析

（1）采购原材料。

甲材料的价格差异=987 00－10 000×10=-1300（元）

乙材料的价格差异=144 650－7 000×20=4 650（元）

借：原材料——甲材料——标准成本   100 000

     原材料——甲材料——价格差异   -1 300

     原材料——乙材料——标准成本   140 000

     原材料——乙材料——价格差异   4 650

  贷：应付账款——某供应商   2 433 500

甲材料标准成本=10 000+100 000=110 000（元）

甲材料价格差异=200－1 300=-1 100（元）

乙材料标准成本=30 000+140 000=170 000（元）

乙材料价格差异=-400+4 650=4 250元

（2）产品结算单。

①第一车间。由于第一车间耗用材料存在计量差异，因此需要增加第一车间耗用甲材料的数量，耗用的实际数量=9 800+100=9 900（千克）。

本期投入2 500件产品，计算如下。

直接材料——甲材料价格差异=-1 100÷11 000×10 000=-1 000（元）

直接材料——甲材料数量差异=（9 900－2 500×4）×（110 000－1 100）÷11 000=-990（元）

直接材料——甲材料标准成本=2 500×4×10=100 000（元）

期初约当产量=100×50%+80+100=230（件）

期末约当产量=200×60%+60+120=300（件）

所以当期约当产量=2 400+70=2 470（件）

直接人工——价格差异=2 470×4×（99 000÷10 000）－2 470×4×10

                =-988（元）

直接人工——数量差异=（10 000−2 470×4）×9.9=1 188（元）

直接人工——标准成本=2 470×40=98 800（元）

制造费用——价格差异=2 470×4×（51 000÷10 000）−2 470×20

                  =988（元）

制造费用——数量差异=51 000−2 470×4×5.1=612（元）

制造费用——标准成本=2 470×20=49 400（元）

注：直接材料数量按照2 400+380=2 780（件）分配，直接人工和制造费用按照2 400+300=2 700（件）分配。第一车间产品结算单见表7–8。

表7–8 第一车间产品结算单

项目	直接材料			直接人工			制造费用			合计		
	标准成本/元	价格差异/元	数量差异/件	标准成本/元	价格差异/元	数量差异/件	标准成本/元	价格差异/元	数量差异/件	标准成本/元	价格差异/元	数量差异/件
在产品	11 200	800	500	9 200	−400	300	4 600	−300	−200	25 000	100	600
本月生产费用/元	100 000	−1 000	−990	98 800	−988	1 188	49 400	988	612	248 200	−1 000	810
合计/元	111 200	−200	−490	108 000	−1 388	1 488	54 000	688	412	273 200	−900	1 410
分配率	40	−0.07	−0.18	40	−0.51	0.55	20	0.25	0.15			
产成品本步骤分配数量（2 400件）	96 000	−168	−432	96 000	−1 224	1 320	48 000	600	360	240 000	−792	1 248
月末在产品	15 200	−32	−58	12 000	−164	168	6 000	88	52	33 200	−108	62

②第二车间。由条件可知，本月乙材料投入的产量=100+2 500−200=2 400（件）或2 400+60+120−80−100=2 400（件）。

直接材料——乙材料价格差异=4 250÷8 500×2 400×3=3 600（元）

直接材料——乙材料数量差异=7 600×20.5−2 400×20.5=106 600（元）

直接材料——乙材料标准成本=2 400×60=144 000（元）

直接人工和制造费用的约当产量=2 400+60×80%+120－100－80×60%=2 420（件）

直接人工——价格差异=0（元）

直接人工——数量差异=75 000－2 420×30=2 400（元）

直接人工——标准成本=72 600（元）

制造费用——价格差异=78 000－7 500×10=3 000（元）

制造费用——数量差异=7 500－2 420×30=2 400（元）

制造费用——标准成本=72 600（元）

注：直接材料按照2 400+60+120=2 580（件）分配，直接人工和制造费用按2 400+120+60×80%=2 568（件）分配。

第二车间产品计算单见表7-9。

表7-9　第二车间产品计算单

项目	直接材料			直接人工			制造费用			合计		
	标准成本/元	价格差异/元	数量差异/件	标准成本/元	价格差异/元	数量差异/件	标准成本/元	价格差异/元	数量差异/件	标准成本/元	价格差异/元	数量差异/件
在产品	10 800	−800	300	4 440	300	−100	4 440	400	50	19 680	−100	250
本月生产费用	144 000	3 600	106 600	72 600		2 400	72 600	3 000	2 400	289 200	6 600	111 400
合计	154 800	2 800	106 900	77 040	300	2 300	77 040	3 400	2 450	308 880	6 500	111 650
分配率	60	1.09	3.29	30	0.12	0.9	30	1.32	0.95			
产成品本步骤分配数量（2 400件）	144 000	2 616	7 896	72 000	288	2 160	72 000	3 168	2 280	288 000	6 072	12 336
月末在产品	10 800	184	604	5 040	12	140	5 040	232	170	20 880	428	914

③第三车间。第三车间没有领用原材料，所以没有直接材料成本。

直接人工和制造费用的约当产量=2 400+120×70%−100×30%=2 454（件）

直接人工——价格差异=78 000−75 000=3 000（元）

直接人工——数量差异=75 000−2 454×30=1 380（元）

直接人工——标准成本=2 454×30=73 620（元）

制造费用——价格差异=76 500−7 500×10=1 500（元）

制造费用——数量差异=75 000−2 454×30=1 380（元）

制造费用——标准成本=73 620（元）

注：直接人工和制造费用按照2 400+120×70%=2 484（件）分配。

第三车间产品结算单见表7-10。

表7-10　第三车间产品结算单

项目	直接材料			直接人工			制造费用			合计		
	标准成本/元	价格差异/元	数量差异/件	标准成本/元	价格差异/元	数量差异/件	标准成本/元	价格差异/元	数量差异/件	标准成本/元	价格差异/元	数量差异/件
在产品	—	—	—	900	200	−100	900	−300	200	1 800	−100	100
本月生产费用	—	—	—	73 620	3 000	1 380	73 620	1 500	1 380	147 240	4 500	2 760
合计	—	—	—	74 520	3 200	1 280	74 520	1 200	1 580	149 040	4 400	2 860
分配率	—	—	—	30	1.29	0.52	30	0.48	0.64			
产成品本步骤分配数量（2 400件）	—	—	—	72 000	3 096	1 248	72 000	1 152	1 536	144 000	4 248	2 784
月末在产品	—	—	—	2 520	104	32	2 520	48	44	5 040	152	76

会计处理分录如下。

借：生产成本——直接材料——甲材料——价格差异 　　　　−1 000

　　　　　　　　　　　　　　　 ——数量差异 　　　　　−990

　　　　　　　　　　　　　　　 ——标准成本 　　　　　100 000

　　　　直接材料——乙材料——价格差异 　　　　　　　 3 600

　　　　　　　　　　　　　 ——数量差异 　　　　　　　 8 200

　　　　　　　　　　　　　 ——标准成本 　　　　　　　 144 000

　　　　直接人工 ——价格差异 　　　　　　　　　　　　 2 012

　　　　　　　　 ——数量差异 　　　　　　　　　　　　 4 968

　　　　　　　　 ——标准成本 　　　　　　　　　　　　 259 560

　　制造费用——价格差异 　　　　　　　　　　　　　　 5 488

　　　　　　 ——数量差异 　　　　　　　　　　　　　　 4 392

　　　　　　 ——标准成本 　　　　　　　　　　　　　　 195 620

　贷：应付职工薪酬 　　　　　　　　　　　　　　　　　 266 540

　　制造费用 　　　　　　　　　　　　　　　　　　　　 205 500

　　原材料——甲材料——标准成本 　　　　　　　　　　 100 000

　　　　　　　　　　 ——价格差异 　　　　　　　　　　 −1 990

　　　　　 ——乙材料——标准成本 　　　　　　　　　　 144 000

　　　　　　　　　　 ——价格差异 　　　　　　　　　　 11 800

根据条件可知，甲材料为10 000千克，实际领用9 900千克，节省100千克，所以应调增甲材料的标准成本100×10=1 000（元）；乙材料为7 200千克，实际领用7 600千克，超支400千克，所以应调减乙材料的标准成本400×20=8 000（元）。

借：原材料——甲材料——标准成本 　　　　　　　　　　 1 000

　　　　　 ——乙材料——标准成本 　　　　　　　　　　 −8 000

　贷：原材料——甲材料——价格差异 　　　　　　　　　 1 000

　　　　——乙材料——价格差异　　　　　　　　　　　　　　　−8 000

（3）期末成本处理。月末原材料数量金额明细表见表7–11。

表7–11　原材料数量金额明细表

材料名称	数量/千克	标准成本/元	价格差异/元
甲	1 100	11 000	−110
乙	900	18 000	450

产成品成本明细表见表7–12。

表7–12　产成品成本明细表

车间	产成品数量/件	直接材料			直接人工			制造费用			合计/元
		标准成本/元	价格差异/元	数量差异/件	标准成本/元	价格差异/元	数量差异/件	标准成本/元	价格差异/元	数量差异/件	
第一车间		96 000	−168	−432	96 000	−1 224	1 320	48 000	600	360	240 456
第二车间	2 400	144 000	2 616	7 896	72 000	288	2 160	72 000	3 168	2 280	306 408
第三车间		—	—	—	72 000	3 096	1 248	72 000	1 152	1 536	151 032
总计/元		240 000	2 448	7 464	240 000	2 160	4 728	192 000	4 920	4 176	697 896
单位成本/元	290.79										

结转产品成本的会计分录如下。

借：产成本——A产品　　　　　　　　　　　　　　　　697 896

　贷：生产成本——直接材料——甲材料——价格差异　　　　−168

　　　　　　　　　　　　　　——数量差异　　　　　　　　−432

　　　　　　　　　　　　　　——标准成本　　　　　　　96 000

直接材料——乙材料——价格差异   2 616

       ——数量差异   7 896

       ——标准成本   144 000

 直接人工——价格差异   2 160

     ——数量差异   4 728

     ——标准成本   240 000

制造费用——价格差异   4 920

     ——数量差异   4 176

     ——标准成本   192 000

在产品生产成本明细表见表7–13。

表7–13　在产品生产成本明细表

车间	直接材料			直接人工			制造费用			合计		
	标准成本/元	价格差异/元	数量差异/件	标准成本/元	价格差异/元	数量差异/件	标准成本/元	价格差异/元	数量差异/件	标准成本/元	价格差异/元	数量差异/件
第一车间	15 200	−32	−58	12 000	−164	168	6 000	88	52	33 200	−108	162
第二车间	10 800	184	604	5 040	12	140	5 040	232	170	20 880	428	914
第三车间	—	—	—	2 520	104	32	2 520	48	44	5 040	152	76

二、定额法

（一）定额法的主要特点

现代企业对各种产品的成本事先都有计划，前面介绍的方法（品种法、分批法、分步法和作业成本法）中，计算成本都是事后的被动行为，缺少成本控制的环节，这样的成本计划和成本管理是被动的管理行为。下面介绍一种更加主动的成本核算方法——定额法。定额法的成本核算有以下特点。

（1）当生产费用发生时，将符合定额的费用和脱离定额的差异分别核算，以便于分析和控制成本。

（2）各月月末，在定额成本的基础上加减各种成本差异，计算结果即产品的实际成本。

利用定额法可以克服上述几种成本计算方法的缺陷，及时地将生产费用和产品成本脱离定额的差异反映出来，并将成本管理的4个环节（计划、控制、核算、分析）结合起来，能更加主动地对成本进行管理。

（二）定额法的适用范围

在使用定额法时，必须事先制定好定额成本以便及时核算定额差异和成本的变动，这就需要使用定额法的企业有比较健全的管理制度和较高素质的成本核算人员。

定额法的计算对象不限于产成品，也可以是半成品。所以，定额法在企业中的适用范围较为广泛，可以在企业的各车间中使用。定额法与生产类型无关，虽然大批量生产的企业使用定额法更为合适，但一般来说只要具备以下条件，企业都可以通过定额法来计算产品的生产成本。

（1）企业的管理制度较为完善，财会人员素质较高，可以完成定额管理的工作。

（2）产品的生产已经成熟，各种消耗品的定额准确稳定，不会出现大的变动。

（三）定额法下成本核算的程序

定额法下成本核算的程序如图7–1所示。

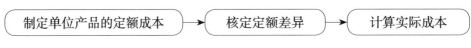

图7-1　定额法下成本核算的程序

1.制定单位产品的定额成本

单位产品的定额成本是在正常情况下应当维持的成本水平，一般在制定单位产品的定额成本时，需要从零件的材料费定额出发，确定产品各个部件的定额成本，并进行汇总，最终得出单个产品的定额成本。单位产品定额成本的制定过程如图7-2所示。

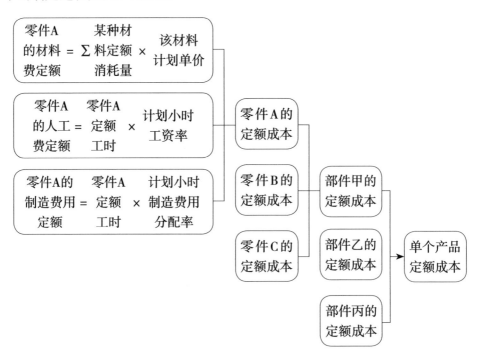

图7-2　单位产品定额成本的制定过程

产品的定额成本与计划成本二者的相同之处是都以生产耗用的消耗定额和计划单价为基础来确定目标成本。二者的不同之处是计算计划成本所依据的消耗定额是计划定额，也就是计划期（一般为一年）内平均的消耗定额，这个定额一般是不变的；计算定额成本是依据现行的定额来确定，这个定额受到企业发展的影响，如技术更新、劳动生产率的提高等都会使其发生变化。此外，计算计划成本所依据的原材料等的计划单价，在计划期内通常不会发生变化；计算定额成本所依据的生产工资和制造费用等的计划单价，存在变动的可能。因此，计划成本在计划期内通常是静态的；定额成本在计划期内则是动态的。

零件定额卡见表7-14。部件定额成本计算卡见表7-15。

表7-14 零件定额卡

零件编号、名称：201 　　　　　　　　　　　　　　　　2022年××月

材料编号、名称	1301				
计量单位	千克				
材料消耗定额	4				
工序编号	1	工时定额	2	累计工时定额	2
	2	工时定额	4	累计工时定额	6

表7-15 部件定额成本计算卡

零件编号、名称：200 　　　　　　　　　　　　　　　　2022年××月

所需零件编号	零件数量/件	材料定额						金额合计/元	工时定额
		A01			A02				
		数量/件	计划单价（元／件）	金额/元	数量/件	计划单价（元／件）	金额/元		
001	3	12	6	72				72	18
002	2				8	4	32	32	10
装配									4
合计				72			32	104	32

续表

定额成本项目					
原材料	工资福利费		制造费用		定额成本合计/元
金额/元	计划工资率	金额/元	计划费用率	金额/元	
104	0.95	30.4	2	64	198.4

2.核算定额差异

在生产过程中，各类实际生产费用与预先制定的定额成本的偏离就是定额差异。生产费用发生时，需要分别填制定额凭证和差异凭证，同时还要在费用分配表和明细账中分别记录，正确地反映实际的生产费用，同时达到对生产费用脱离定额的差异进行监督和控制的目的。在这种核算方法的控制下，可以通过对定额差异的核算来控制生产费用，避免超支和浪费。

（1）核算材料定额差异。核算材料定额差异的方法一般有3种，分别是限额法、切割核算法和盘存法，下面分别介绍。

①限额法是指在已领用完预先设置的原材料定额之后，超额的部分需要填写专门的超额领料单，并经过审批手续方能领用的核算方法。在生产结束之后，还需要根据车间剩余的材料完成退料过程。超额领料单、退料单等都属于差异凭证。需要注意的是，限额法只控制领料和退料的过程，无法完全控制实际的用料过程，因为车间在生产的期初和期末可能会存有余料。

②切割核算法主要用来核算某些贵重材料和经常大量使用且需要切割后方能进一步加工的材料，如板材等。切割核算法下，主要通过填制切割核算单来核算用料差异，即根据切割后的材料来计算实际用料量，再和预先的定额进行对比来核算脱离定额差异。

③盘存法是定期通过盘存在产品和完工产品的方法来核算脱离定额差异的。这种方法一般适用于大量生产型的企业。盘存法下，首先需要确定本期

投产产品的数量，本期投产产品的数量等于本期完工产品的数量加上本期在产品数量的变化。在确定本期投产产品的数量之后，再乘以消耗的定额就可以确定本期的定额消耗量。在此基础上，根据本期的超额领料单、限额领料单和退料单等可确定本期实际的材料消耗量，将实际材料消耗量与定额消耗量相减即可计算出脱离定额差异。

需要注意的是，盘存法下，领用生产材料依然需要填制限额领料单、超额领料单，退料时需要填制退料单。

（2）核算生产工资定额差异。根据工资核算方式的不同，计件工资和计时工资两种情况下核算生产工资定额差异的方法略有不同。

在计件工资核算方式下，工资会直接计入费用，因此在核算生产工资定额差异时，处理方法与核算材料定额差异类似。将符合定额标准的工资在工资条、工作班产量记录等定额凭证中进行反映；而脱离了定额工资的部分，则需要填制"工资补付单"来反映工资定额差异。"工资补付单"中需要写明工资出现偏差的原因，因此需要经过审批。

在计时工资核算方式下，实际工资在月底方能确定，因此这个差异只有在月末进行工资结算时才能计算。每个月末需要通过比较计划单位小时工资和实际单位小时工资的差额来计算生产工资定额差异。定额生产工资和实际生产工资的计算方法如下。

某产品定额生产工资=该产品实际产量的定额生产工时 × 计划单位小时工资　　　　　　　　　　　　　　　　　　　　　　　　　　　　　（13）

某产品实际生产工资=该产品实际产量的实际生产工时 × 实际单位小时工资　　　　　　　　　　　　　　　　　　　　　　　　　　　　　（14）

通过比较二者的差异，可以计算出生产工资定额差异。

（3）核算制造费用定额差异。制造费用定额差异一般是指制造费用计划数与实际数的差异。制造费用定额差异的计算方式与生产工资定额差异的计算方式相似，即通过比较产品实际的制造费用和定额制造费用来确定。实际制造费用和定额制造费用的计算方法如下。

某产品实际制造费用=该产品实际生产工时×实际小时制造费用分配率　　　　　　　　　　　　　　　　　　　　　　　　（15）

某产品定额制造费用=该产品实际产量的定额工时×计划小时制造费用分配率　　　　　　　　　　　　　　　　　　　　　　　　（16）

通过比较二者的差异，可以计算出制造费用定额差异。

3.计算实际成本

期末，将差异在完工产品与在产品之间进行分配来计算实际成本，可以按照完工产品数量计算出完工产品相应的定额成本，然后将总的生产费用减去完工产品的成本即可得出期末在产品的生产成本。

【案例7-6】某电机厂大批量生产电机，定额资料完整，具备应用定额法的条件。

单台电机的定额成本如下。

直接材料：210元

直接工资：100元（200工时，0.50元/工时）

制造费用：160元（200工时，0.80元/工时）

本月决定将直接材料定额降低10元，直接材料的单台定额成本变为200元，产生定额成本变动60×10=600（元）。

月初在产品60台，材料已全部投入，完工程度为50%。本月投产20台，材料已全部投入，本月完工50台。月末在产品30台，完工程度为60%。

A电机生产成本明细账见表7-16。电机产品成本计算单见表7-17。

表7-16　A电机生产成本明细账

成本项目		列次	直接材料	直接工资	制造费用	合计
月初在产品	定额成本/元	1	12 600	3 000	4 800	20 400
	定额差异/元	2	−620	200	100	−320
	定额变动①/元	3				
月初在产品定额变动	定额成本调整/元	4	−600			−600
	调整后的定额成本/元	5=4+1	12 000	3 000	4 800	19 800
	定额变动/元	6=−4	600			600
本月费用	定额成本②/元	7	4 000	3 800	6 080	13 880
	定额差异/元	8	−20	−132	120	−32
费用合计	定额成本/元	9=5+7	16 000	6 800	10 880	33 680
	定额差异/元	10=2+8	−640	68	220	−352
	分配率	11=10/9	−0.04	0.01	0.02	
	定额变动/元	12=3+6	600			600
	分配率③	13	0.037 5			
产成品	定额成本/元	14	10 000	5 000	8 000	23 000
	定额差异/元	15=14×11	−400	50	160	−190
	定额变动/元	16=14×13	375			375
	实际成本合计/元	17=14+15+16	9 975	5 050	8 160	23 185
月末在产品	定额成本/元	18=9−14	6 000	1 800	2 880	10 680
	定额差异/元	19=10−15	−240	18	60	−162
	定额变动/元	20=12−16	225			

① 6月初在产品的定额变动为5月的定额变动在5月末在产品上的分配额。

② 本月费用的定额成本：原材料仅包括本月投产的20台的原材料定额，其他加工费用包括38台的各项费用定额（50×50%+10×10%+20×60%=38）。

③ 如果月初在产品在本月全部加工完毕，那么定额变动600元应全部计入完工产品的定额变动中。

表7-17　电机产品成本计算单

2022年6月　　　　　　　　　　　　　　　　　　　　　　　　单位：元

成本项目	总成本（50台）			单位成本		
	定额成本	定额差异	定额变动	定额成本	定额差异	定额变动
直接材料	10 000	-400		200	-8	
直接工资	5 000	50	375	100	1	7.5
制造费用	8 000	160		160	3.2	
合计	23 000	-190	375	460	-3.8	7.5

三、分类法

（一）分类法的主要特点

分类法是指将生产费用按产品类别归集，进而计算产品成本的一种方法。

某些企业生产的产品品种和规格繁多，如果按产品的品种、规格来归集生产费用及计算产品成本，那么成本计算工作会非常烦琐，工作量极大。分类法将不同品种、规格的产品按照恰当的标准进行分类，从而极大地简化成本计算工作。

分类法的特点是按照产品的类别归集生产费用，计算该类产品成本，按照一定的分配方法确定该类产品不同品种（或规格）的成本。

（二）分类法的适用范围

分类法较为简易、方便，用途广泛，可以应用在各种类型企业的日常生产中。凡是产品品种和规格繁多，但可以按照相关标准将产品划分为若干类别的企业或车间，均可以运用分类法核算成本。

一些工业企业可以通过加工同一品种的原料生产多种主要产品。例如，各种汽油、煤油和柴油等产品都可以通过提炼原油得到，这些联产品的加工原料和加工工艺有很大的一致性，这类型企业就很适合使用分类法核算成本。

有的企业生产的产品可能种类较多，但数量很少，尽管所用材料和加工工艺可能不同，但是为了简化成本核算工作，也可以使用分类法进行成本核算。

有时企业会生产多种不同质量等级的产品，这些产品的原材料和加工工艺由于质量设计不同而有所不同。为了简化核算工作，也可以使用分类法核算成本；但如果质量的不一致并非来自预先的质量设计，而是由人为的操作和材料质量不一致等外部原因导致的，尽管在最初的材料和工艺设计上区别不大，也不能使用分类法。因为，劣质产品的单位成本应该和合格产品的单位成本不同，如果使用分类法进行计算，就会掩盖劣质产品低售价造成的损失。

（三）分类法下成本核算的程序

分类法下成本核算的程序如下。

（1）进行产品分类。分类标准一般根据产品所用的原材料和加工工艺来确定，然后需要按照产品的不同类别开设产品成本明细账，按照所分的类别归集产品的生产费用。

（2）选择分配标准。选择恰当、合理的分类标准，将产品成本在类别内进行分配，计算每一类中各种产品的成本。

同类产品中的各种品种之间分配费用的标准，一般有定额消耗量、定额费用、售价等。在选择分配标准时，主要应考虑该标准与产品生产耗费的关系，即应选择与产品各项耗费有密切联系的分配标准。

在同类各种品种之间分配费用时，需要选择同一个分配标准进行分类；为了使分配结果更为合理，也可以根据各成本项目的性质，分别按照不同的分配标准进行分配。比如，原材料费用可以按照原材料定额消耗量或原材料定额费用比例进行分配,工资及福利费等其他费用可以按照定额工时比例进行分配。

【案例7-7】某企业生产的甲、乙、丙3种产品的结构、所用原材料和工艺过程基本相同,合并为一类(A类),采用分类法计算成本。类内各种产品之间分配费用的标准为原材料费用按各种产品的原材料费用系数分配,原材料费用系数按原材料费用定额确定;其他费用按定额工时比例分配。与甲、乙、丙3种产品成本计算有关的数据,以及成本计算过程如下。

①根据原材料费用定额计算原材料费用系数,见表7-18。

表7-18　原材料费用系数

产品名称	单位产品原材料				原材料费用系数
	原材料名称或编号	消耗定额/千克	计划单价/元	费用定额/元	
甲(标准产品)	1 011	2 000	0.5	1 000	1
	2 021	1 000	0.8	800	
	3 112	1 700	1	1 700	
小计				3 500	
乙	1 011	1 800	0.5	900	0.8
	2 021	500	0.8	400	
	3 112	1 500	1	1 500	
小计				2 800	
丙	1 011	2 500	0.5	1 250	1.1
	2 021	1 000	0.8	800	
	3 112	1 800	1	1 800	
小计				3 850	

②按产品类别(A类)开设产品成本明细账。根据各项生产费用分配表登记产品成本明细账,计算该类产品成本(在产品成本按年初固定数计

算）。产品成本明细账见表7-19。

表7-19 产品成本明细账

产品名称：A类2022年××月 单位：元

摘要	原材料	工资及福利费	制造费用	成本合计
月初在产品成本	45 000	2 500	4 200	51 700
本月费用	793 600	49 500	67 500	910 600
生产费用合计	838 600	52 000	71 700	962 300
产成品成本	793 600	49 500	67 500	910 600
月末在产品成本	45 000	2 500	4 200	51 700

③计算A类甲、乙、丙3种产成品成本的分配。根据各种产品的产量、原材料费用系数和工时消耗定额，计算A类甲、乙、丙3种产成品成本的分配。各种产成品成本计算表见表7-20。

表7-20 各种产成品成本计算表

2022年××月

项目	产量/件	原材料费用系数	原材料费用总系数	工时消耗定额	定额工时	原材料费用/元	工资及福利费/元	制造费用/元	成本合计/元
	1	2	3=1×2	4	5=1×4	6=3×分配率	7=5×分配率	8=5×分配率	9
分配率						320	1.1	1.5	
甲产品	10 000	1	10 000	18	180 000	3 200 000	198 000	270 000	3 668 000
乙产品	7 500	0.8	6 000	20	150 000	1 920 000	165 000	225 000	2 310 000
丙产品	8 000	1.1	8 800	15	120 000	2 816 000	132 000	180 000	3 128 000
合计			24 800		450 000	7 936 000	495 000	675 000	9 106 000

表7-20中各种费用分配率的计算如下。

原材料费用分配率=7 936 000÷24 800=320

工资及福利费分配率=495 000÷45 000=1.1

制造费用分配率=67 500÷45 000=1.5

在表7-20所示的产品成本计算中，各项费用的合计数是分配对象，应根据该类产品成本明细账中产成品成本一行中的数字填列。表中原材料费用的分配率应根据原材料费用合计数除以原材料费用总系数的合计数计算填列；原材料费用分配率分别乘以各种产成品的原材料费用总系数，即可求得各种产成品的原材料费用。

表7-20中工资及福利费、制造费用的分配率，则应根据各该项费用的合计数分别除以定额工时的合计数计算填列；将各该项费用分配率分别乘以各种产成品的定额工时，即可求得各该种产成品的各该项费用。

第八章 成本报表的编制

一、成本报表概述

（一）会计报表及成本报表的含义

会计报表是根据日常会计核算资料归集、加工、汇总而形成的一个完整的报表体系。会计报表所提供的会计信息要满足企业内外各方的信息需求。企业会计报表按其信息使用者不同可分为两类：第一类是对外报告，通常包括企业对外披露的资产负债表、利润表和现金流量表等，用来反映企业的财务状况、经营成果和现金流量等财务信息；第二类是企业内部管理需要的报表，如用于经营管理的财务报表和成本报表等。本章将阐述各种成本报表的编制。

成本报表是根据日常成本核算资料及其他有关资料定期或不定期编制，用以反映企业产品成本水平、构成及其变动情况，考核和分析企业在一定时期内成本计划执行情况及其结果的报告文件。正确、及时地编制成本报表是成本会计的一项重要工作内容。

（二）成本报表的作用

成本报表主要用于向企业各级管理部门、企业领导、企业职工，以及上级有关部门提供成本信息。成本报表的主要作用有以下几点。

（1）综合反映报告期内的产品成本信息。产品成本是反映企业生产经营各方面工作质量的一项综合性指标，企业的产、供、销各个环节的经营管理水平，最终都直接或间接地反映到产品成本中。相关使用者通过成本报表资料，能够及时发现企业在生产、技术、质量和管理等方面取得的成效和存在的问题。

（2）进行成本分析以提高企业效益。相关使用者通过分析成本报表，可揭示影响产品成本指标和费用项目变动的因素及原因，从生产技术、生产组织和经营管理等各方面挖掘节约费用支出和降低产品成本的潜力，提高企业的经济效益。

（3）成本报表信息为成本计划和预测提供依据。企业要制订成本计划，必须明确成本计划目标，一般是根据报告年度产品成本的实际水平，结合报告年度成本计划执行情况，并考虑计划年度中可能发生的有利变化和不利变化，来制订下一年度的成本计划。因此，本期成本报表所提供的信息，是制订计划期成本计划的重要参考资料；管理部门也根据成本报表资料来对未来的成本进行预测，为企业做出正确的经营决策、加强成本控制与管理提供必要的依据。

（4）成本报表能指导和监督成本管理工作。企业主管部门把所属非独立核算单位的成本报表资料和其他报表资料等结合起来运用，可以有针对性地指导和监督成本管理工作。

（三）成本报表的种类

按照分类标准的不同，成本报表可以分为以下种类。

（1）成本报表按其报送对象可分为对内成本报表和对外成本报表。

①对内成本报表是指企业向内部信息使用者（如管理层等）提供的成本报表，主要是为满足企业内部经营管理需要而编制的，不对外公开。因此，对内成本报表的种类、格式、项目、指标的设计和编制方法、编报日期、具体报送对象等没有统一的标准，由企业根据实际生产经营和管理的需要来决定。对内成本报表有利于企业领导者和职工了解日常成本费用计划的执行情

况，进而激励全体员工有效控制成本费用，服务于企业的价值增值活动。另外，对内成本报表为企业管理层提供了经营成本费用信息，便于其进行科学决策和采取有效措施降低成本费用。

②对外成本报表是指企业向外部单位（如上级主管部门和联营主管单位等）报送的成本报表。企业对外成本报表的种类、格式、项目和编制方法，一般由主管企业的上级机构决定。通常情况下，成本报表被认为是企业内部管理用的报表，作为对内报表，按惯例不对外公布，但我国为了对国有企业和国有联营企业进行监管，主管部门为了管理的需要和控制成本费用，监督成本计划的完成情况，分析企业成本管理在行业内的地位，便于进行成本的预测和决策，通常要求企业将其成本报表作为会计报表的附表上报。

（2）成本报表按其所反映内容可分为反映成本情况和反映费用情况的报表。

①反映成本情况的报表主要反映企业为生产一定种类和数量产品所支出的生产成本的水平及其构成情况。将本期成本报表与计划、上年实际、历史最好水平或同行业同类产品先进水平的成本报表相比较，分析差异，明确产品成本的变动情况和趋势，采取有效措施降低成本。属于此类成本报表的有产品生产成本表或产品销售成本表、主要产品生产成本表、质量成本表和责任成本表等。

②反映费用情况的报表主要反映企业在一定时期内各种费用的总额及其构成情况。将本期成本报表与计划（预算）、上年实际、同行业先进企业的成本报表相对比，反映各项费用支出的变动情况和趋势。反映费用情况的报表可作为企业和主管部门制定费用预算、控制费用支出，以及制定费用支出考核指标的依据，并进一步明确有关部门和人员的经济责任，防止随意扩大费用开支范围。属于此类成本报表的有制造费用明细表、管理费用明细表、销售费用明细表和财务费用明细表等。

（3）成本报表按其编报时间可分为年报表、季报表和月报表。

成本报表按企业管理的需要一般可按月、按季、按年编报。但为了加强成本的日常管理，也可以按旬、按周或按日编报，并及时报送相关部门负责人，使其可以及时根据成本报表监督企业成本费用的耗费情况，分析成本的变动情况和变动趋势，寻求降低成本的潜在途径和方法。另外也可将成本会计指标、统计指标和技术经济指标结合起来，定期或不定期地向有关部门和人员报送技术经济指标变动对成本影响的报表。在成本计划执行过程中，企业还可以对未来能否完成成本计划进行预测，并向有关部门和人员报送分析报告，及时传递成本信息，以保证成本计划的圆满完成。

（4）成本报表按编制的范围可以分为全厂成本报表、车间成本报表、班组成本报表和责任成本报表等。

（四）成本报表的特点

成本报表的实质是对内报表，是有关企业内部成本管理的报表。与现行会计制度规定的对外财务报表相比较，成本报表具有以下特点。

（1）编制的目的主要是满足企业内部经营管理者的需要，报表内容更具有针对性。企业对外提供的会计报表，包括资产负债表、利润表、现金流量表，以及所有者权益变动表等，是为了向股东、债权人、政府，以及社会各利益相关者提供有关企业财务状况、经营成果、现金流量等信息而编制的。在市场经济条件下，成本费用信息作为企业内部经营管理信息，一般不对外公开。编报的成本报表作为内部报表，主要是为企业内部经营管理者服务，满足企业管理层，以及各部门、车间和岗位责任人对成本信息的需求。不同人员对成本费用信息的需求不同，因而成本报表的内容要有针对性。例如，高层管理人员更关注产品生产成本进而需要了解产品毛利信息，而岗位责任人更关注不同工序的成本费用信息。具有针对性的成本报表可促进各有关部门和人员关心成本，了解其工作对成本的影响，明确各自在成本控制中应承担的责任。

（2）成本报表的种类、内容和格式由企业自行决定，编制更具灵活性。对外报表的种类、内容和格式由相关制度统一规定，强调标准性。而内部成本报表则不同，它没有规定内容和格式，由企业根据其经营管理需要自行决定，因此成本报表的编制有很大的灵活性。企业除了定期编报全面反映成本计划完成情况的报表外，还往往在成本报表中对某一问题或某一侧面进行重点反映、揭示差异、分析原因、分清责任。成本报表格式也灵活多样，内容、指标各不相同。企业可以事后编报报表，也可以在事前预报或事中编报报表。如果主管企业的上级机构要求企业将其主要成本报表作为会计报表的附表报送，则企业主要成本报表的种类、内容、格式和编制方法，也可以由主管企业的上级机构同企业协商确定。

（3）内部成本报表的编报不定期，但更注重时效性。对外报表一般都是定期编制和报送的，如中国证券监督管理委员会（以下简称"证监会"）规定上市公司年报必须在每年的4月30日之前对外披露。内部成本报表主要是为了满足企业内部掌握成本信息的需要，因此，内部成本报表可根据企业管理的需要适时地、不定期地编制，使成本报表及时地反映成本信息，揭示成本管理工作中存在的问题和技术经济指标变动对成本的影响，促使有关部门和人员及时采取措施，改进工作方式，控制成本费用，提高企业的经济效益。为了实现这个目标，成本报表应注重时效性，提供的信息与其反映的内容在时间上尽量保持一致，这样成本报表才能有效发挥指导生产的作用。

（4）内部成本报表按生产经营组织体系上报。对外报表需要及时报送到财政、银行和证监会等部门。内部成本报表是根据企业生产经营组织体系逐级上报，或是为解决某一特定问题而在某一权责范围内进行传递，使有关成本单元及时掌握成本计划目标的执行及完成情况，揭示差异，查找原因和明确责任，评价内部环节和人员的业绩。

二、全部产品生产成本报表

（一）全部产品生产成本报表的概念和作用

全部产品生产成本报表是反映企业在报告期内生产的全部商品（包括可比产品和不可比产品）的总成本，以及各种主要产品的单位成本和总成本的报表。全部产品生产成本报表有利于企业各层次管理者及时监督和控制企业成本费用的耗费情况，识别成本管理中的有利因素和不利因素，并采取有效措施降低成本。

（二）全部产品生产成本报表的结构和内容

全部产品生产成本报表中，全部产品分为可比产品和不可比产品两大类。可比产品指的是上年或以前年度正式生产过的，成本资料保存比较完备并且可以进行比较的产品。不可比产品指除可比产品以外的其他产品，即企业以前年度没有生产过而本年度初次生产的，或虽非初次生产但以前仅属试制而未正式投产的，没有成本资料可以参考的产品。全部产品生产成本报表列示了本月产量、本年累计产量、上年实际平均成本、计划单位成本、实际单位成本、本月总成本和本年累计总成本等成本信息。

全部产品生产成本表可以分别按产品种类和成本项目编制。按产品种类编制的全部产品生产成本表，反映企业在报告期内所生产的全部产品的总成本和各种主要产品（含可比产品和不可比产品）的单位成本及总成本。这种格式的全部产品生产成本表的基本结构是按产品种类（即可比产品和不可比产品）汇总反映企业一定时期内生产的全部产品的单位成本和总成本，并针对各主要产品，根据其实际产量，按上年实际平均单位成本和本年计划单位成本计算本月总成本和本年累计总成本。按成本项目编制的全部产品生产成本表，汇总反映企业在报告期内发生的全部生产费用（按成本项目反映）和全部产品总成本。这种格式的全部产品生产成本表的基本结构是按成本项目列示产品总成本，并按上年实际数，本年计划数，本月实际数和本年实际数分项、分栏进行反映。

（三）全部产品生产成本（按产品种类反映）表的编制

1.全部产品生产成本（按产品种类反映）表的填列

【案例8-1】假定某企业2019年12月的全部产品生产成本（按产品种类反映）基本报表，如表8-1所示。

表8-1　全部产品生产成本（按产品种类反映）基本报表

产品名称	实际产量/台		单位成本/元				本月总成本/元			本年累计总成本/元		
	本月	本年累计实际产量	上年实际平均产量	本年计划单位成本	本月实际成本	本年累计实际平均单位成本	按上年实际平均单位成本计算	按本年计划单位成本计算	本期实际成本	按上年实际平均单位成本计算	按本年计划单位成本计算	本年实际总成本
	1	2	3	4	5=9÷1	6=12÷2	7=1×3	8=1×4	9	10=2×3	11=2×4	12
可比产品合计							19 400	19 100	18 850	270 000	266 000	269 400
其中：												
A	50	500	84	82	83	81	4 200	4 100	4 150	42 000	41 000	40 500
B	20	300	760	750	735	763	15 200	15 000	14 700	228 000	225 000	228 900
不可比产品合计							2 100	2 119			23 550	23 780
其中：												
C	8	70		125	128	126		1 000	1 024		8 750	8 820
D	3	40		370	365	374		1 100	1 095		14 800	14 960
全部产品成本/元							21 200	20 969			289 550	293 180

补充资料（本年累计实际数）如下。

①可比产品成本降低额为600元（本年计划降低额为2 800元）。

②可比产品成本降低率为0.2222%（本年计划降低率为1.5086%）。

③按现行价格计算的商品产值为921 300元。

④产值成本率为31.82元/百元（本年计划产值成本率为31元/百元）。

上述全部产品生产成本表分为基本报表和补充资料两部分。基本报表部分应按可比产品和不可比产品分别填列。在成本计划中，不可比产品只有本年的计划成本指标而没有成本降低计划指标，而可比产品不仅有计划成本指标，还有成本降低计划指标，即本年度可比产品的计划成本比上年度（或以前年度）实际成本的降低额和降低率。

全部产品生产成本表的基本报表部分应反映各种可比产品和不可比产品本月及本年累计的实际产量、实际单位成本和实际总成本。以上项目的本月数应根据本月产品成本明细账中的有关记录填列；在表8-1中，本年累计实际产量"2"和本年实际总成本"12"应根据本月数加上上月本表的累计数计算填列；本年累计实际平均单位成本"6"应根据本年累计实际总成本"12"除以本年累计实际产量计算填列。

在表8-1中，为了反映企业当年全部产品成本计划的完成情况，基本报表部分还应反映各种可比产品和不可比产品按本年计划单位成本"4"计算的按本年计划单位成本计算的本月总成本"8"和按上年实际平均单位成本计算的本年累计总成本"10"。计划单位成本应根据本年成本计划填列，本月和本年累计计划总成本应根据计划单位成本分别乘以本月实际产量和本年累计实际产量计算填列。

在表8-1中，为了计算可比产品成本降低额和降低率，基本报表部分还应反映可比产品按上年实际平均产量"3"计算的本月总成本中的"7"和按上年实际平均单位成本计算的本年累计总成本"10"。上年实际平均单位成本应根据上年度12月本表本年累计实际平均单位成本"6"填列，本月总成本和本年累计实际总成本应根据上年实际平均单位成本分别乘以本月实际产量和本年累计实际产量计算填列。不可比产品由于没有成本资料可以参考比较，因而不必填列"3""7"和"10"。

补充资料部分只填列本年累计实际数，其中包括以下几项内容。

①可比产品成本降低额是指可比产品累计实际总成本比按上年实际平均单位成本计算的累计总成本降低的数额，如果增加则用负数表示。其计算公式如下。

可比产品成本降低额=可比产品按上年实际平均单位成本计算的本年累计总成本 - 可比产品本年累计实际总成本   （1）

以表8-1资料为例，计算如下。

可比产品成本降低额=270 000 - 269 400=600（元）

本年计划降低额2 800元根据可比产品成本降低计划填列。

②可比产品成本降低率是指可比产品成本降低额与可比产品按上年实际平均单位成本计算的本年累计总成本的比率，如果增加则用负数表示。计算公式如下。

可比产品成本降低率=可比产品成本降低额÷可比产品按上年实际平均单位成本计算的本年累计总成本×100%   （2）

以表8-1资料为例，计算如下。

可比产品成本降低率=600÷270 000×100%=0.2222%

本年计划降低率1.5086%根据可比产品成本降低计划填列。

③按现行市场价格计算的商品产值，根据现行市场情况填列。

④产值成本率是指产品总成本与产品产值的比率。通常以每百元产品产值的总成本表示。计算公式如下。

产值成本率（元/百元）=产品总成本÷产品产值×100   （3）

以表8-1资料为例，计算如下。

产值成本率=293 180÷921 300×100=31.82（元/百元）

2.全部产品生产成本（按产品种类反映）表的分析

利用此表可以定期、总括地考核和分析企业全部产品成本计划和可比产品成本降低计划的完成情况，对企业产品成本工作从总体上进行评价，为进一步的分析指明方向。

通过对企业产品成本工作总体评价，可以从整体了解企业全部产品成本计划的完成情况。此外，通过对影响计划完成情况因素的初步分析，可以为进一步分析指明方向。根据表8–1资料编制分析表，本年累计全部产品成本计划完成情况分析表见表8–2。

表8–2　本年累计全部产品成本计划完成情况分析表

编制单位：　　　　　　　　　　　2022年12月

产品名称	计划总成本/元	实际总成本/元	实际比计划升降额/元	实际比计划升降率（%）
可比产品合计/元	266 000	269 400	3 400	1.28
其中：A	41 000	40 500	−500	−1.22
B	225 000	228 900	3 900	1.73
不可比产品合计/元	23 550	23 780	230	0.98
其中：C	8 750	8 820	70	0.80
D	14 800	14 960	160	1.08
合计/元	289 550	293 180	3 630	1.25

表中数字计算如下所示。

①本年累计全部产品成本实际比计划升降额=实际总成本 – 计划总成本=293 180 – 289 550=3 630（元）。

②本年累计全部产品成本计划完成率=（∑各种产品实际单位成本 × 实际产量）÷∑（各种产品计划单位成本 × 实际产量）× 100%=（293 180 ÷ 289 550）× 100%= 101.25%。

③成本升降率=101.25%－100%=1.25%。

计算表明，本年全部产品累计实际总成本超过计划总成本3 630元，提高了1.25%。其中，可比产品本年累计实际总成本比本年累计计划总成本超支3 400元，主要是B产品总成本超支3 900元，而A产品总成本却降低了500元；不可比产品本年累计实际总成本比本年累计计划总成本超支230元，C产品、D产品总成本都略有超支。显然，进一步分析的重点应查明B产品总成本超支的原因，通过控制B产品成本来控制总成本的上涨。值得注意的是，从表8-1可知，本月（12月）全部产品本期实际总成本比本年计划总成本降低了241元（即20 969－21 210=－241），降低了1.14%，特别是B产品成本降低的幅度较大，说明年末成本控制工作有所好转，应分析原因以期继续保持。

为把企业产品的成本耗费和生产成果联系起来，综合评价企业成本耗费的经济效益，在全部产品成本计划完成情况的总评价中，还应包括对产值成本率指标的评价。从表8-1的补充资料得知，本年累计实际产值成本率为31.82元/百元，比计划超支0.82元/百元（即31.82－31=0.82），说明该企业生产耗费的经济效益有所下降，应该及时并查明原因采取补救措施。

（四）全部产品生产成本（按成本项目反映）表的编制

1.全部产品生产成本（按成本项目反映）表的填列

【案例8-2】某企业2022年12月份的全部产品生产成本（按成本项目反映）表，见表8-3。

表8-3　全部产品生产成本（按成本项目反映）表

编制单位：　　　　　　　　　　2022年12月　　　　　　　　　单位：元

项目	本年计划数	本月实际数	本年累计实际数
生产成本：			
直接材料	341 900	30 153	349 818
直接人工	152 700	13 782	157 892
制造费用	232 800	19 984	229 677
生产成本合计	727 400	63 919	737 387
加：在产品和自制半成品期初余额	48 350	3 698	45 529
减：在产品和自制半成品期末余额	42 900	2 643	30 378
产品成本合计	732850	64974	752538

　　表8-3是按成本项目汇总反映企业在报告期内发生的全部生产费用以及产品成本合计数的报表。

　　该表可分为生产成本和产品成本两部分。生产成本部分按成本项目即直接材料、直接人工和制造费用反映；产品成本部分是在生产成本合计数的基础上，加上在产品和自制半成品的期初余额然后减去期末余额，进而得到的产品成本合计数。生产成本和产品成本按本年计划数、本月实际数和本年累计实际数分栏反映，以便于比较差异，分析原因。如果可比产品单独列示，还需要增设上年实际数栏，以便于分析比较。

　　表内各项目的填列方法如下。

　　（1）本年计划数，应根据成本计划有关资料填列。

　　（2）本月实际数，应按成本项目反映的各种生产成本数和各种产品成本明细账所记本月生产成本合计数，分别汇总填列。

　　（3）本年累计实际数，应根据本月实际数加上上月本表的本年累计实际数计算填列。

　　（4）在产品和自制半成品期初及期末余额，应根据各种产品成本明细账的期初、期末在产品成本和各种自制半成品明细账的期初、期末余额，分别汇总填列。

（5）产品成本合计，应以生产成本合计数加上在产品和各种自制半成品期初余额，减去其期末余额计算填列。

2.全部产品生产成本（按成本项目反映）表的分析

利用此表可以定期、总括地分析和考核企业全部生产成本和全部产品成本计划的完成情况，从总体上对企业成本管理工作进行评价，并指导企业进一步改进工作。分析此表一般可采用比较分析法、构成比率分析法和相关指标比率分析法。

表8-3是12月编制的，因此其本年累计实际数和本年计划数反映的是整个年度的生产成本和产品成本，分析时可采用比较分析法，将产品成本合计数、生产成本合计数及其各个成本项目费用的本年累计实际数与本年计划数进行对比，分析差异，以便改进企业的成本管理工作。

表8-3中的产品成本合计项目中，本年累计实际数高于本年计划数，实际成本超出计划19 688元（即752 538 - 732 850 = 19 688）。成本超支的原因是多方面的，可能由于产品产量和产品品种构成（各种产品产量在总产量中比重）的变动，也可能是产品单位成本的升高。为确切分析其原因，应结合有关成本明细资料，采用连环替代法分析影响产品总成本变动的主要因素和变动的主要原因，对产品总成本的变动做出合理评价。

从表8-3可知，对于生产成本合计项目，本年成本累计实际数比本年计划数多9 987元（即737 387 - 727 400 = 9 987），因此可知本年生产成本的超支是导致产品成本合计数过高的因素之一。产品成本过高还有别的原因，即期初、期末在产品和自制半成品余额的变动。

从表8-3可知，直接材料、直接人工和制造费用的本年累计实际数与本年计划数相比，也有差异，且其升降的情况和升降的幅度各不相同，企业应关注各指标的变动情况并进一步查明影响指标变动的因素和变动的原因。

利用各成本项目的费用，还可计算其构成比率，并比较本年累计实际数、本月实际数和本年计划数。各项指标计算如下。

（1）本年计划数构成比率。

直接材料费用比率=341 900÷727 400×100%≈47%

直接人工费用比率=152 700÷727 400×100%≈21%

制造费用比率=232 800÷727 400×100%≈32%

（2）本月实际数构成比率。

直接材料费用比率=30 153÷63 919×100%≈47.2%

直接人工费用比率=13 782÷63 919×100%≈21.6%

制造费用比率=19 984÷63 919×100%≈31.3%

（3）本年累计实际数构成比率。

直接材料费用比率=349 818÷737 387×100%≈47.4%

直接人工费用比率=157 892÷737 387×100%≈21.4%

制造费用比率=229 677÷737 387×100%≈31.1%

以本年累计实际数与本年计划数的构成比率相比，生产成本中直接材料费用和直接人工费用的比重均有所升高，而制造费用的比重则下降；以本年累计实际与本月实际数的构成比率相比，直接材料费用的比重有所升高，直接人工费用的比重有所下降，而制造费用的比重有所下降。通过指标对比，能了解各成本项目变动的一般情况。由于各项指标变动受多种因素影响，因此分析时还应结合明细核算资料进一步查明原因，以便对其变动的合理性做出判断，对于有利变动应继续保持。

分析时，还可将表中所列的产品成本合计数与其相关的商品产值、产品销售收入和利润总额指标相比，计算各种相关指标比率，如产值成本率、销售收入成本率和成本利润率等，然后进行比较，以了解企业本年和12月生产耗费的经济效益情况及其变动的趋势。

【案例8-3】假定案例8-2中的企业本年计划利润总额为119 800元，本月实际利润总额为9 836元，本年累计实际利润总额为123 627元，则该企业的成本利润率的计算如下。

本年计划成本利润率＝119 800÷732 850×100%≈16.3%

本月实际成本利润率＝9 836÷64 974×100%≈15.1%

本年累计实际成本利润率＝123 627÷752 538×100%≈16.4%

从上述计算可以看出，虽然该企业的本年累计实际成本利润率高于本年计划成本利润率，但是本年12月实际成本利润率低于本年累计实际成本利润率。这说明企业生产耗费的经济效益总体是好的，但是在12月出现偏差，应进一步分析其原因，总结经验，以便不断提高企业生产耗费的经济效益。

三、主要产品单位成本表

（一）主要产品单位成本表的概念和作用

主要产品是指企业经常生产，在企业全部产品中所占比重较大，能概括反映企业生产经营情况的产品。主要产品单位成本表是反映企业在报告期内生产的各种主要产品单位成本水平和构成情况，以及各项主要技术经济指标执行情况的报表。

利用主要产品单位成本表所提供的信息，可以依据成本项目分析和考核主要产品单位成本计划的执行情况；可以按照成本项目将本月实际平均单位成本和本年累计实际平均单位成本，与上年实际平均单位成本和历史先进水平进行对比，了解单位成本的变动情况；可以分析和考核各种主要产品的主要技术经济指标的执行情况，进而查明主要产品单位成本升降的具体原因，并挖掘节约成本的潜力，降低产品成本。

（二）主要产品单位成本表的结构和内容

主要产品单位成本表针对产品成本项目，反映产品单位成本及各成本项目的历史先进水平、上年实际平均水平、本年计划平均单位成本、本月实际平均单位成本和本年累计实际平均单位成本等。该表在结构上可分为两个部分：第一部分为表的基本内容，分别按每一种主要产品进行编制，并分别列出历史先进水平、上年实际平均单位成本、本年计划平均单位成本、本年实际平均单位成本和本年累计实际平均单位成本；第二部分为表的补充资料，反映单位产品的主要经济技术指标，主要包括历史先进水平、上年实际平均单位成本、本年计划平均单位成本、本月实际平均单位成本和本年累计实际平均单位成本，这些经济指标为分析、考核企业的产品成本执行情况提供依据。

某企业2019年12月的主要产品单位成本表见表8-4。

表8-4　主要产品单位成本表

编制单位：　　　　　　　　　　　　　　　　　　　　　　　2022年12月

产品名称	A产品		本月计划产量/台	2 100
规格	一级		本月实际产量/台	2 215
计量单位	台		本年累计计划产量/台	25 000
销售单价	220元/台		本年累计实际产量/台	26 350
成本项目	历史先进水平	上年实际平均单位成本	本年计划平均单位成本	本月实际平均单位成本	本年累计实际平均单位成本
直接材料/元	87.8	85.5	83.6	88.7	87.2
直接人工/元	23.4	25.1	22.4	24.1	24.2
制造费用/元	16.3	17.8	16.1	16.4	16.3
合计/元	127.5	128.4	122.1	129.2	127.7
主要技术经济指标（用量）					
产品/台	90	98	89	93	95
工时	10	12	12	13	12.5

（三）主要产品单位成本表的编制方法

（1）产品名称、规格、计量单位、产量，应根据有关产品成本计算单上的资料进行填列，销售单价则根据产品销售收入明细账资料填列。

（2）成本项目的本年计划单位成本栏，应根据企业本年计划资料进行填列；成本项目的上年实际平均单位成本栏，应根据企业上年度的成本资料进行填列；成本项目的历史先进水平栏，应根据企业的成本历史资料选择填列；成本项目的本月实际单位成本栏，应根据本月实际成本资料进行填列；成本项目的本年累计实际平均单位成本栏，应根据本年各项目总成本除以累计产量后的商进行填列。

（3）主要技术经济指标，主要列示原材料、主要材料、燃料和动力消耗量等，应根据产品定额消耗计划和本期实际消耗等资料进行填列。

四、各种费用报表的编制和分析

（一）各种费用报表的概念和作用

各种费用是指企业在生产经营过程中，各个部门、车间为进行产品生产、组织和管理生产经营活动所发生的制造费用、管理费用、销售费用和财务费用等。制造费用属于产品成本的组成部分，管理费用、销售费用、财务费用属于期间费用。

编制上述4种费用报表的目的在于反映各项费用计划的执行情况，分析各种费用变动的原因，以及对产品成本和当期损益的影响。

（二）制造费用明细表的结构和编制方法

制造费用明细表按制造费用项目分别反映各项费用的本年计划数、上年同期实际数、本月实际数和本年累计实际数等。其中，本年计划数应根据成本计划中的制造费用计划填列；上年同期实际数应根据上年同期制造费用明细表的累计实际数填列；本月实际数应根据"制造费用"总账科目所属各基本生产车间制造费用明细账的本月合计数汇总计算填列；本年累计实际数应根据这些车间制造费用明细账的本月末累计数汇总计算填列。

某企业2022年12月的制造费用明细表见表8-5。

表8-5　制造费用明细表

编制单位：　　　　　　　　　2022年12月　　　　　　　　　单位：元

项目	本年计划数	上年同期实际数	本月实际数	本年累计实际数
职工薪酬	80 000	83 923	6 783	79 029
职工福利费用	10 000	11 389	857	10 928
折旧费用	130 000	134 924	10 208	120 483
修理费用	61 000	61 023	5 201	61 296
办公费用	15 100	16 023	1 250	15 294
取暖费用	22 000	22 342	1 783	21 094
水电费用	51 700	52 192	4 609	53 023
机物料消耗费用	35 000	35 922	2 980	35 029
低值易耗品摊销费用	12 000	12 331	935	11 093
劳动保护费用	15 000	15 209	1 250	14 749
租赁费用	2 500	2 629	231	2 604
运输费用	12 300	12 903	984	11 930
保险费用	75 000	75 901	6 189	74 049
设计制图费用	12 500	12 103	1 091	12 993
试验检验费用	8 900	9 025	738	9 021
在产品盘亏和毁损费用	3 500	4 028	313	3 829
其他费用	100	127	40	89
合计	546 600	561 994	45 442	536 533

（三）期间费用报表的结构和编制方法

期间费用报表是反映企业在报告期内发生的管理、销售、财务费用的报表，一般包括管理费用明细表、销售费用明细表和财务费用明细表。

1.管理费用明细表的结构和编制方法

管理费用项目分别反映各类管理费用的本年计划数、上年同期实际数、本月实际数和本年累计实际数。其中，本年计划数应根据企业的管理费用计划数填列；上年同期实际数应根据上年同期管理费用明细表的累计实际数填列；本月实际数应根据"管理费用"明细账的本月合计数填列；本年累计实际数应根据"管理费用"明细账的本月末的累计数填列。

某企业2022年12月的管理费用明细表见表8-6。

表8-6 管理费用明细表

编制单位： 　　　　　　　　　　2022年12月 　　　　　　　　单位：元

项目	本年计划数	上年同期实际数	本月实际数	本年累计实际数
职工薪酬费用	68 500	68 024	5 602	67 468
职工福利费用	9 300	9 489	782	9 314
折旧费用	23 550	24 029	1 920	23 492
办公费用	9 100	9 402	820	10 253
差旅费用	15 300	19 002	1 392	16 833
运输费用	21 890	22 987	1 792	22 310
保险费用	16 400	17 394	1 490	18 049
租赁费用	18 990	19 372	1 701	19 478
修理费用	100	300	30	152
咨询费用	400	402	39	394

续表

项目	本年计划数	上年同期实际数	本月实际数	本年累计实际数
诉讼费用	14 790	15 928	1 351	16 224
排污费用	6 600	7 829	671	7 319
绿化费用	8 500	9 374	782	9 462
机物料消耗费用	6 000	6 947	503	6 460
低值易耗品摊销费用	5 500	5 998	440	5 368
无形资产摊销费用	4 000	4 057	349	4 172
递延费用摊销费用	2 000	2 103	153	1 829
坏账损失费用	1 000	1 023	85	1 050
研究开发费用	4 000	4 129	350	4 201
技术转让费用	17 200	17 393	1 448	17 320
业务招待费用	16 000	16 930	1 329	15 820
工会经费	17 090	17 002	1 643	19 708
职工教育经费	500	591	67	740
待业保险费用	7 500	7 620	672	7 916
劳动保险费用	20 300	20 394	1 692	20 345
税金	2 600	2 840	238	2 810
材料、产成品盘亏和毁损费用	30	59	0	39
其他费用	50	72	0	31
合计	317 190	330 690	27 341	328 557

2.销售费用明细表的结构和编制方法

销售费用明细表按销售费用项目分别反映各类销售费用的本年计划数、上年同期实际数、本月实际数和本年累计实际数。其中，本年计划数应根据本年销售费用计划填列；上年同期实际数应根据上年同期销售费用明细表的累计实际数填列；本月实际数应根据销售费用明细账的本月合计数填列；本年累计实际数应根据销售费用明细账的本月末累计数填列。

某企业2022年12月的销售费用明细表见表8-7。

表8-7 销售费用明细表

编制单位：　　　　　　　　　　2022年12月　　　　　　　　　　单位：元

项目	本年计划数	上年同期实际数	本月实际数	本年累计实际数
职工薪酬	22 300	22 464	1 840	22 102
职工福利费用	3 100	3 144	250	3 029
业务费用	8 100	8 240	659	8 209
运输费用	30 000	30 960	2 482	29 847
装卸费用	16 200	16 720	1 339	16 028
包装费用	28 300	29 360	2 491	29 038
保险费用	7 100	7 168	591	6 930
展览费用	500	0	290	600
广告费用	31 000	32 960	2 612	31 394
差旅费用	10 100	10 240	905	11 039
租赁费用	0	0	300	500
低值易耗品摊销费用	4 000	4 320	328	3 902
销售部门办公费用	6 000	6 368	501	6 038
委托代销手续费用	0	0	0	0

续表

项目	本年计划数	上年同期实际数	本月实际数	本年累计实际数
销售服务费用	0	0	0	0
折旧费用	7 210	7 324	600	7 193
其他费用	0	0	0	0
合计	173 910	179 268	15 188	175 849

3.财务费用明细表的结构和编制方法

财务费用明细表按财务费用项目分别反映各类财务费用的本年计划数、上年同期实际数、本月实际数和本年累计实际数。其中，本年计划数应根据本年财务费用计划数填列；上年同期实际数应根据上年同期财务费用明细表的累计实际数填列；本月实际数应根据财务费用明细账的本月合计数填列；本年累计实际数应根据财务费用明细账本月末的累计数填列。

某企业2022年12月的财务费用明细表见表8-8。

表8-8　财务费用明细表

编制单位：　　　　　　　　　2022年12月　　　　　　　　　单位：元

项目	本年计划数	上年同期实际数	本月实际数	本年累计实际数
利息支出费用（减利息收入）	40 200	40 190	3 509	42 019
汇兑损失费用（减汇兑收益）	23 000	27 094	1 729	21 034
调剂外汇手续费	9 100	10 394	720	8 900
金融机构手续费	0	0	0	0
其他筹资费用	0	0	0	0
合计	72 300	77 678	5 958	71 953

第九章　院内制剂会计核算实务操作

一、医院概述

（一）单位情况

案例医院为G省三级甲等公立中医医院（简称G中医医院），该院成立于20世纪40年代，是一所集医疗、教学、科研、预防保健、康复为一体的现代化综合性中医医院。该院编制床位1 500张，拥有多个院区及社区卫生服务中心（站），现有门诊科室67个，病区32个，医技科室15个。年门急诊服务患者180多万人次，年手术1.1万台次，年出院患者5万人次，在职职工2 200多人（其中财务会计人员19名）。该院总收入由医疗收入、财政补助收入、科教项目收入和其他收入等组成。该院于2019年起陆续投入4 500万元用于制剂中心建设及生产设备购置，其中购建制剂中心大楼及装修改造3 500万元，该大楼使用年限为50年，由生产净化、提取、包装、理化及微生物等车间构成；购置专用生产设备一批，价值1 000万元，使用年限为5年。

（二）院内制剂会计核算实务操作流程

结合G中医医院的具体操作方法，本章将从G中医医院制剂中心的资产，物资的购置、使用，以及处理、加工物资的会计核算、费用分摊等方面逐一阐述院内制剂会计核算流程，为各类医院提供实务操作指导。

二、建立制剂中心会计核算体系的思路与方法

（一）充分诠释医院执行政府会计核算体系的核心

按照政府会计改革总体目标，政府会计由预算会计和财务会计构成，构建预算会计和财务会计适度分离并相互衔接的会计核算模式。制剂中心结合业务开展的实际情况及管理要求，在会计科目设置上按照财务会计和预算会计的管理偏好和管理者的报告需求明细核算方法和流程，以达到医院对制剂中心管理的目的和要求。

1.适度分离

分离政府预算会计和财务会计功能、决算报告和财务报告功能，全面反映政府会计主体的预算执行信息和财务信息。

构建统一、科学、规范的政府会计准则体系，建立健全政府财务报告编制办法，"适度分离"政府财务会计与预算会计、政府财务报告与决算报告功能，全面、清晰地反映政府财务信息和预算执行信息，为开展政府信用评级、加强资产负债管理、改进政府绩效监督考核、防范财政风险等提供支持，并促进政府财务管理水平提高和财政经济可持续发展。

2.相互衔接

同一会计核算系统中，政府预算会计要素和相关财务会计要素应相互协调，决算报告和财务报告相互补充，共同反映政府会计主体的预算执行信息和财务信息。主要体现在平行记账上，即纳入预算管理的现金收支业务，在采用财务会计核算的同时，应当进行预算会计核算；其他业务，仅需进行财务会计核算。财务报表与预算会计报表通过编制《本期预算结余与本期盈余差异调节表》相关联，并在附注中进行披露，反映单位财务会计和预算会计因核算基础和核算范围所产生的本年盈余数与本年预算结余数之间的差异，从而揭示财务会计和预算会计的内在联系。

（二）满足医院不同管理维度的需要

1.满足医院制剂中心单体报告的需求

（1）核算的重要性。院内制剂是临床用药的有益补充，院内制剂核算是将制剂加工过程中产生的管理指标、评价指标、物化劳动，以及成本核算方法等信息进行量化、加工整理，并提供不同管理需求的决策数据的复杂系统工程，其重点是通过各种成本的归集和分配来确定自制产成品的成本。

（2）报告的必要性。院内制剂成本核算是医院成本核算的重要组成部分，由于其核算、分摊的特殊性，财务报告单列可以更好地分析、预测院内制剂的收支结余情况，已达到成本控制的目的。

2.满足医院运营管理的需求

（1）成本控制。加强运营管理，促使医院合理控制药品制剂生产成本、优化资源配置、提升管理水平。

（2）价格监管。提供医院制剂财务成本状况，为医保部门监管医疗服务价格、完善医保支付政策等提供数据支持。

（3）绩效评价。夯实绩效管理基础，为衡量医院整体和内部各部门的运行效率、核心业务实施效果、政策项目预算资金使用效果等提供基础数据信息。

三、固定资产的会计核算

（一）固定资产的概念

根据《政府会计准则——基本准则》关于资产的描述，以及《政府会计准则第3号——固定资产》第二条"固定资产是指政府会计主体为满足自身开展业务活动或其他活动需要而控制的，使用年限超过1年（不含1年）单位价值在规定标准以上，并在使用过程中基本保持原有物质形态的资产，一般包括房屋及构筑物、专用设备、通用设备等。单位价值虽未达到规定标准。但是使用年限超过1年（不含1年）的大批同类物资，如图书、家具、用具、装具等，应当确认为固定资产"。同时，该准则第三条规定，公共基础设施、政府储备物资、保障性住房、自然资源资产等资产不纳入固定资产，而适用其他相关政府会计准则。

根据上述概念可知固定资产有以下特性：（1）固定资产是具有实物形态的资产，医院可以在若干会计期间内多次、循环使用该部分资产用于医疗服务及相关辅助活动，在使用过程中该资产虽然仍保持其原有的实物形态，但其价值会随着使用年限的增加而减少；（2）固定资产的使用年限超过了1年，这是固定资产与库存物品最大的差异；（3）医院购置并持有固定资产的目的是为了满足医院医疗服务的需要，以及保证医院运营发展。

G中医医院是集医疗、教学、科研、预防和康复于一体的大型综合性中医医院，固定资产作为医院运营的重要物质基础，占总资产比重最大。医院购置固定资产的经费来源也多种多样，有财政拨款、科研项目经费、教育项目经费，以及自有资金等。由于该院业务活动主要是为急危重症、疑难病等各种疾病的患者提供医疗服务，对检查、检验等专业设备的技术与质量要求比较高，因此资产具有价高量大、种类繁杂的特点。按照该院高质量发展的要求，对固定资产进行全生命周期管理，包括固定资产的准入（取得配置证）、招采、购置、维修维保及报废处置等。

（二）无形资产的概念

无形资产是指政府会计主体控制的没有实物形态的可辨认非货币性资产，如专利权、商标权、著作权、土地使用权、非专利技术等。对医院而言，所属资产满足以下两个条件就应该确认符合无形资产的标准：一是能从医院分离或划分出来，如可以用于转让、出售、转移、授予许可等；二是源自合同性权利或其他法定权利，无论这些权利是否可以从医院的其他权利或义务中转移或分离，如医院的商誉，挂名费等。

医院无形资产包括土地、专利权、注册新药的药号、商誉权、著作权、专有技术等，具有以下几方面的特性：一是无形资产虽然有价值但不具备实物形态，如专利；二是不属于货币性的长期资产，能在医院运行的若干年内使用并发挥作用，如专利权一般为五年；三是带来的经济利益具有不确定性。有些无形资产所能确定的价值与使用过程中所发挥的实际价值之间可能会出现较大的差异，所以在医院运营过程中需提取无形资产摊销。

无形资产同时满足下列条件的，应当予以确认：（1）与该无形资产相关的服务潜力很可能实现或经济利益很可能流入政府会计主体；（2）该无形资产的成本或价值能够可靠地计量。政府会计主体购入的不构成相关硬件不可缺少组成部分的软件，应当确认为无形资产。政府会计主体自行研究开发项目的支出，应当区分研究阶段支出与开发阶段支出。政府会计主体自行研究开发项目研究阶段的支出，应当于发生时计入当期费用。政府会计主体自行研究开发项目开发阶段的支出，先按合理方法进行归集，如果最终形成无形资产，应当确认为无形资产；如果最终未形成无形资产，应当计入当期费用。

（三）固定资产折旧与无形资产摊销

固定资产折旧是指在固定资产使用寿命内，按照规定的方法对应计提的折旧额进行分期系统分摊。固定资产是一种长期资产，可以在多个会计年度内参与医院的医疗服务活动，如放射、超声设备一般能连续为患者提供相关检查服务6～10年，尽管在使用期间其实物形态不变，但价值会随着使用时间的延长而不断减值，直至报废。为了真实反映每一个固定资产在不同会计期间不同的财务报告时点上的真实价值，反映固定资产在财务报告期间的损耗，按照政府会计制度要求，需在各会计期间合理分摊固定资产的成本，即需对固定资产计提折旧。

1.固定资产折旧年限

按照《政府会计准则第3号——固定资产》应用指南规定，国务院有关部门在遵循固定资产应用指南所规定的固定资产折旧年限的情况下，可以根据行业特点和实际需要进一步细化本行业固定资产的类别，具体确定各类固定资产的折旧年限，并报财政部审核批准。所以，国家卫生健康委员会根据医疗行业的特点，在医疗行业补充规定中制定了专门适合医院的折旧年限表。医院固定资产折旧年限表见表9-1。

表9-1　医院固定资产折旧年限表

单位：年

固定资产类别	折旧年限	固定资产类别	折旧年限
一、房屋及构筑物		电气设备	5
业务及管理用房		雷达、无线电和卫星导航设备	10
钢结构	50	广播、电视、电影设备	5
钢筋混凝土结构	50	仪器仪表	5
砖混结构	30	电子和通信测量设备	5
砖木结构	30	计量标准器具及量具、衡器	5
简易房	8	三、专用设备	
房屋附属设施	8	医用电子仪器	5
构筑物	8	医用超声仪器	6
二、通用设备		医用高频仪器设备	5
计算机设备	6	物理治疗及体疗设备	5
通信设备	5	高压氧舱	6
办公设备	6	中医仪器设备	5
车辆	10	医用磁共振设备	6
图书档案设备	5	医用X线设备	6

续表

固定资产类别	折旧年限	固定资产类别	折旧年限
机械设备	10	高能射线设备	8
医用核素设备	6	其他	5
临床检验分析仪器	5	光学仪器及窥镜	6
体外循环设备	5	激光仪器设备	5
手术急救设备	5	四、家具、用具及装具	
口腔设备	6	家具	15
病房护理设备	5	用具、装具	5
消毒设备	6		

此外，《政府会计准则第3号——固定资产》应用指南还规定，政府会计主体应当在遵循固定资产应用指南、主管部门有关折旧年限规定的情况下，根据固定资产的性质和实际使用情况，合理确定其折旧年限。具体确定固定资产的折旧年限时，应当考虑下列因素：（1）固定资产预计实现服务潜力或提供经济利益的期限；（2）固定资产预计有形损耗和无形损耗；（3）法律或类似规定对固定资产使用的限制，并规定固定资产的折旧年限一经确定，不得随意变更；因改建、扩建等原因而延长固定资产使用年限的，应当重新确定固定资产的折旧年限；医院盘盈、无偿调入、接受捐赠，以及置换的固定资产，应当考虑该项资产的新旧程度，按照其尚可使用的年限计提折旧。

2.关于固定资产折旧计提时点

《政府会计准则第3号——固定资产》明确规定，固定资产应当按月计提折旧，即当月增加的固定资产，当月开始计提折旧；当月减少的固定资产，当月不再计提折旧。按准则规定，固定资产提足折旧后，无论固定资产能否继续使用，均不再计提折旧；提前报废的固定资产，也不再补提折旧。

已提足折旧的固定资产，可以继续使用的应继续使用，同时按实物管理要求进行规范管理。

3.无形资产的摊销期间与摊销方法

（1）无形资产的摊销期间。无形资产的摊销是指在无形资产使用寿命内，按照确定的方法对应摊销金额进行分期系统分摊。对于无形资产的摊销期限，《政府会计准则第4号——无形资产》规定：①法律规定了有效年限的，按照法律规定的有效年限作为无形资产的摊销年限；②法律没有规定有效年限的，按照相关合同或单位申请书中的受益年限作为无形资产的摊销年限；③法律没有规定有效年限、相关合同或单位申请书也没有规定受益年限的，应当根据无形资产为政府会计主体带来服务潜力或经济效益的实际情况，预期其使用年限，并以此作为无形资产的摊销年限；④非大批量购入、单位价值小于1 000元的无形资产，可以在购买时将购入成本一次性全部计入当期费用。

（2）无形资产的摊销方法。采用不同的无形资产的摊销方法会使政府会计主体在使用无形资产期间内各期间的摊销费用有所不同。根据《政府会计准则第4号——无形资产》的规定，政府会计主体应当采用年限平均法（即直线法）或工作量法对无形资产进行摊销，应摊销金额为无形资产的实际成本，不考虑其预计残值。

四、新增固定资产、无形资产的会计核算

（一）新增资产会计处理

政府会计制度中设置了"固定资产""无形资产""在建工程""事业支出"等科目用于核算固定资产支出、无形资产的支出，具体核算如下。

1.外购固定资产、无形资产的会计处理

（1）制剂中心使用医院自有经费外购固定资产、无形资产的会计处理。G中医医院按照战略发展规划、医院制剂生产加工和医疗业务的需要配置一定的房屋、设备资产以满足制剂的生产。

①购置时未付款。财务会计借记"固定资产/在建工程（需要安装）/无形资产"科目，贷记"应付账款"科目；预算会计不做处理。后续付款时，财务会计借记"应付账款"科目，贷记"银行存款"科目；预算会计借记"事业支出——其他资金支出"科目，贷记"资金结存——货币资金"科目。

②购置时付款。财务会计借记"固定资产/在建工程（需要安装）/无形资产"，贷记"银行存款"；预算会计做处理，借记"事业支出——其他资金支出"，贷记"资金结存——货币资金"。

③需要安装的设备资产在安装完工后交付使用时，财务会计借记"固定资产"，贷记"在建工程"，预算会计不做处理。

（2）制剂中心使用科教经费外购固定资产、无形资产的会计处理。

①购置时暂未付款。财务会计借记"固定资产/在建工程（需要安装）/无形资产"科目，贷记"应付账款"科目；预算会计不做处理。待以后付款时，财务会计借记"应付账款"科目，贷记"银行存款"科目；预算会计借记"事业支出——其他资金支出"科目，贷记"资金结存——货币资金"科目。

②购置时付款。财务会计借记"固定资产/在建工程（需要安装）/无形资产"，贷记"银行存款"；预算会计做处理，借记"事业支出——其他资金支出"，贷记"资金结存——货币资金"。

③需要安装的设备在安装完工后并交付使用时，财务会计借记"固定资产"，贷记"在建工程"，而预算会计不做处理。

（3）制剂中心用财政经费购置固定资产、无形资产的会计处理。

①授权制度方式。财务会计借记"固定资产/在建工程（需要安装）/无

形资产"科目，贷记"零余额账户用款额度"科目；预算会计借记"事业支出——财政项目补助支出"科目，贷记"资金结存——零余额账户用款额度"科目。需要安装的设备资产在安装完工、交付使用时，财务会计借记"固定资产"，贷记"在建工程"，预算会计不做处理。

②直接支付方式。财务会计借记"固定资产/在建工程（需要安装）/无形资产"科目，贷记"财政拨款收入"科目；预算会计借记"事业支出——财政项目补助支出"科目，贷记"财政拨款预算收入"科目。

③需要安装的资产在安装完工、交付使用时，财务会计借记"固定资产"，贷记"在建工程"，预算会计不做处理。

（4）医院签订外贸合同、购置进口生产设备的会计处理。医院购置进口设备的流程比较复杂，支付流程也会不同，通常分为以下几个环节。

①发生定金或信用证付款时。财务会计借记"预付账款"，贷记"银行存款/零余额用款额度/财政拨款收入"等；预算会计借记"事业支出"，贷记"资金结存/财政拨款预算收入"。

②进口设备到货。前期足额支付预付款项时，财务会计借记"固定资产/在建工程（需要安装）/无形资产"，贷记"预付账款"，预算会计不做处理；前期部分支付预付款项时，需补付尾款。财务会计借记"固定资产/在建工程（需要安装）/无形资产"，贷记"银行存款/零余额用款额度/财政拨款收入"，贷记"预付账款"；预算会计按照补付金额，借记"事业支出"，贷记"资金结存/财政拨款预算收入"。如果预付款超过设备货款、需退回预付款项时，财务会计借记"银行存款/零余额用款额度/财政拨款收入"，贷记"预付账款"；预算会计借记"资金结存/财政拨款预算收入"，贷记"事业支出"。

2.医院自建固定资产的会计核算

（1）医院自建固定资产通过"在建工程"和"工程物资"科目归集固

定资产成本。购置工程材料时，财务会计借记"工程物资"，贷记"银行存款/零余额用款额度/财政拨款收入"；预算会计借记"事业支出"，贷记"资金结存"。领用工程物资时，财务会计借记"在建工程"，贷记"工程物资"，预算会计不做处理。当工程完工投入使用转入固定资产时，财务会计借记"固定资产"，贷记"在建工程"，预算会计不做处理。

（2）装修改造工程通过"在建工程"和"工程物资"科目归集固定资产成本。购置工程装修材料时，财务会计借记"工程物资——修缮工程物资"，贷记"银行存款/零余额用款额度/财政拨款收入"；预算会计借记"事业支出"，贷记"资金结存"。领用工程物资时，财务会计借记"在建工程——修缮工程"，贷记"工程物资——修缮工程物资"，预算会计不做处理。当装修工程完工投入使用转入固定资产时，财务会计借记"固定资产"，贷记"在建工程——修缮工程"，预算会计不做处理。

3.医院自行开发无形资产的会计核算

医院通过自行开发并验收后形成的无形资产，其成本通过"研发支出"科目进行归集。无形资产在调研立项期间发生的费用应计入当期费用，在实际研发过程中发生的费用计入"研发支出"，财务会计借记"研发支出"，贷记"银行存款/零余额用款额度/财政拨款收入"；预算会计借记"事业支出"，贷记"资金结存/财政拨款预算收入"。项目验收后，由"研发支出"转入无形资产，财务会计借记"无形资产"，贷记"研发支出"，预算会计不做处理。

4.接受捐赠固定资产的会计核算

医院接受固定资产捐赠时，财务会计借记"固定资产"，贷记"捐赠收入"，预算会计不做处理。接受捐赠时发生相关费用，财务会计借"固定资产"，贷记"银行存款"；预算会计借记"其他支出"，贷记"资金结存"，形成预算结余差异。

（二）注意事项

1.平行记账要求

固定资产的增加业务，只有在购置并付款时，财务会计与预算会计会同时记账，而这种平行记账的情况往往会出现在付款金额比较小或在财政拨款直接支付业务中。现实中，医院大多数固定资产购置业务属于先支付部分定金、待设备到货验收后再支付余款。在此种情形下，财务会计对应付未付款项计入应付账款，预算会计只对支付的定金部分确认支出。当验收合格后支付余款时，财务会计冲销应付账款，预算会计同时确认支出。接受捐赠的固定资产，只有在发生相关费用时，财务会计与预算会计才同时记账，记账金额为发生费用的金额。

2.设置会计明细科目、辅助账核算应注意的事项

财务会计科目明细账的设置与实物资产分类相关联，遵循国家固定资产分类码管理，即《固定资产等资产基础分类与代码》（GB/T 14885–2022）。财政部动态资产管理系统（久其资产管理系统）与医院的资产管理系统相关联，而医院的资产管理系统与医院的财务核算系统相关联，这三套管理系统是三位一体的关系，所以在设置明细账时要考虑一致性。

财务辅助账核算科目的设置要与医院的管理相辅相成，主要设置成本核算中心、资产经费来源、预算归口管理部门、预算支出经济分类等辅助账核算。接受捐赠资产明细账要考虑资产的分类管理，辅助账的设置要考虑资产的成本中心、经费来源等方面的要求，使用捐赠资金购置设备的，还需设立备查簿进行登记。

3.本期盈余差异与预算结余差异

购置固定资产采取应付方式的，实际付款并冲销应付款项时会形成预算结余与本期盈余的差异。购置固定资产采取现付方式的，财务会计计入固定资产初始确认价值，不发生费用，预算会计计入其他支出，形成预算结余与本期盈余之间的差异。

【案例9-1】2020年11月，G中医医院制剂中心使用医院自有资金向某器械有限公司购置不需安装的台式全自动制丸机1台，价值7 000元。该设备使用年限为5年，已验收入库，款项尚未支付。财务部门根据资产部门提供的相关单据，做出如下会计分录。

①财务会计分录。

借：固定资产——专用设备　　　　　　　　　　　　　　　　7 000

　　贷：应付账款——应付固定资产款　　　　　　　　　　　　7 000

②预算会计不做处理。

【案例9-2】接上例，设备款在2020年12月底支付，财务部门根据申请付款的相关资料，做出如下会计分录。

①财务会计分录。

借：应付账款——应付固定资产款　　　　　　　　　　　　　7 000

　　贷：银行存款——基本户　　　　　　　　　　　　　　　　7 000

②预算会计分录。

借：事业支出——其他资金支出　　　　　　　　　　　　　　7 000

　　贷：资金结存——货币资金　　　　　　　　　　　　　　　7 000

【案例9-3】（1）2020年12月，G中医医院制剂中心使用医院自有经费购置1套中心污水处理系统，价值900 000元，该设备使用年限为10年，医院预付款项300 000元。财务部门根据相关单据，做如下会计分录。

①财务会计分录。

借：预付账款——预付固定资产款　　　　　　　　　　　　300 000

　　贷：银行存款——基本户　　　　　　　　　　　　　　　300 000

②预算会计分录。

借：事业支出——其他资金支出 300 000

　贷：资金结存——货币资金 300 000

（2）2020年12月，G中医医院收到中心污水处理系统，该套设备已经预付货款300 000元，实际结算款项为900 000元，公司补转600 000元。财务部门做如下会计分录。

①财务会计分录。

借：固定资产——专用设备 900 000

　贷：预付账款——预付固定资产款 300 000

　　银行存款——基本户 600 000

②预算会计分录。

借：事业支出——其他资金支出 600 000

　贷：资金结存——货币资金 600 000

【案例9-4】2020年12月底，G中医医院使用社科研究课题的财政经费以授权支付方式购置生产设备和低耗品，其中设备购入成本160 000元，低值易耗品价值15 000元，该设备使用年限为5年，款项已支付。财务部门根据相关单据，做如下会计分录。

①财务会计分录。

借：固定资产——通用设备——通用设备 160 000

　业务活动费用——财政项目拨款经费——科学技术项目 15 000

　贷：零余额账户用款额度——项目经费——科学技术支出项目—社科研究 175 000

②预算会计分录。

借：事业支出——财政拨款支出——财政项目补助支出——科学技术项目——社科研究 175 000

贷：资金结存——零余额账户用款额度——项目支出——科学技术项
　　目——社科研究　　　　　　　　　　　　　　　175 000

【案例9-5】20××年12月，G中医医院A课题使用科研经费购置计算机
一批，购入成本170 000元，该设备使用年限为6年，款项已支付。财务部门
根据相关单据，做如下会计分录。

①财务会计分录。

借：固定资产——通用设备——通用设备　　　　　　170 000

　　贷：银行存款——基本户　　　　　　　　　　　　170 000

②预算会计分录。

借：事业支出——非财政专项资金支出——科研费用——非同级财政拨
　　款科研项目——设备费　　　　　　　　　　　　170 000

　　贷：资金结存——货币资金　　　　　　　　　　　170 000

【案例9-6】20××年，G中医医院自行建造锅炉房一座，购置一批工
程材料价值150 000元，款项已付，建造过程中领用物资60 000元，次月工程
完工转入固定资产。财务部门根据相关材料，做如下会计分录。

（1）购买工程物资时。

①财务会计分录。

借：工程物资——修缮工程物资——库存材料　　　　150 000

　　贷：银行存款——基本户　　　　　　　　　　　　150 000

②预算会计分录。

借：事业支出——其他资金支出　　　　　　　　　　150 000

　　贷：资金结存——货币资金　　　　　　　　　　　150 000

（2）领用工程物资时。

①财务会计分录。

借：在建工程——修缮工程——建筑安装工程投资　　　60 000

　　贷：工程物资——修缮工程物资——库存材料　　　60 000

②预算会计不做处理。

（3）工程完工转入固定资产时。

①财务会计分录。

借：固定资产——房屋及建筑物——业务用房　　　　60 000

　　贷：在建工程——修缮工程——建筑安装工程投资　60 000

②预算会计不做处理。

【案例9-7】G中医医院制剂中心接受A医疗设备公司捐赠1台台式全自动制丸机，价值7 000元，发生运费等相关费用800元，财务部门根据相关资料做如下会计分录。

①财务会计分录。

借：固定资产——专用设备　　　　　　　　　　　7 800

　　贷：捐赠收入　　　　　　　　　　　　　　　7 000

　　　　银行存款——基本户　　　　　　　　　　800

②预算会计分录。

借：事业支出——其他资金支出　　　　　　　　　800

　　贷：资金结存——货币资金　　　　　　　　　800

【案例9-8】G中医医院作为参与单位与其他几家医院合作开展科研项目，课题组牵头单位统一购置了4台气相色谱仪，购入成本800 000元，牵头医院为G中医医院制剂中心调拨了1台气相色谱仪，价值200 000元，发生运费10 000元，财务部门做如下会计分录。

①财务会计分录。

借：固定资产——专用设备　　　　　　　　　　210 000

　　贷：无偿调拨净资产　　　　　　　　　　　　　　　　200 000

　　　　银行存款——基本户　　　　　　　　　　　　　　10 000

②预算会计分录。

借：事业支出——非财政专项资金支出——科研费用——非同级财政拨

　　款科研项目——设备费　　　　　　　　　　　　　　10 000

　　贷：资金结存——货币资金　　　　　　　　　　　　10 000

　　【案例9-9】20××年12月8日，G中医医院为制剂中心职工购置健身器材跑步机1台（使用职工福利基金购置），单价3 000元，网上银行转账支付。财务部门根据付款凭单、验收入库单和采购发票等单据做如下会计分录。

①财务会计分录。

借：固定资产——通用设备——通用设备　　　　　　　3 000

　　贷：银行存款——基本户　　　　　　　　　　　　　3 000

借：专用基金——职工福利基金——转出职工福利基金　3 000

　　贷：累计盈余——医疗盈余——医疗盈余　　　　　　3 000

②预算会计分录。

借：专用结余——职工福利基金——转出职工福利基金　3 000

　　贷：资金结存——货币资金　　　　　　　　　　　　3 000

五、固定资产的折旧与后续支出的会计核算

（一）会计处理

1.固定资产折旧的计提

固定资产折旧是指固定资产在使用过程中逐渐损耗而转移到当期费用中的价值，也是医院在医疗服务过程中由于使用固定资产而在其使用年限内分

摊的固定资产耗费。如果医院已经实现了业务与财务融合，财务部门则根据实物管理部门业务系统中的资产数据进行固定资产折旧计提，因为业务与财务充分融合后，会计核算系统与业务管理系统实现了数据同源、业务时间同步，保证了财务、业务数据一致。

在计提固定资产折旧时，财务会计根据经费性质计入相应费用科目及固定资产累计折旧科目。按月计提固定资产折旧时，按照应计提折旧金额，借记"业务活动费用""单位管理费用""经营费用""加工物品"等科目，贷记"固定资产累计折旧"科目。预算会计不做处理。特别要注意的是财务部门不仅要对固定资产形成的经费来源进行区分，还要按照固定资产形成的时间区分，如2019年1月1日前形成的固定资产和2019年1月1日后形成的固定资产，需要根据不同的资金来源和不同的形成时间采用不同的核算方法。如果是在2019年1月1日前用财政项目拨款资金形成的固定资产，计提折旧时借记"累计盈余——财政项目盈余——财政项目待冲基金"，贷记"固定资产累计折旧——专用设备/通用设备"；如果是在2019年1月1日前用科教项目资金形成的固定资产，计提折旧时借记"累计盈余——科教盈余——科教项目待冲基金"，贷记"固定资产累计折旧——专用设备/通用设备"；如果是在2019年1月1日之后用财政拨款项目资金形成的固定资产，计提折旧时借记"业务活动费用——财政项目拨款经费——××项目""单位管理费用——财政项目拨款经费——××项目"等科目，贷记"固定资产累计折旧——专用设备/通用设备"；如果是在2019年1月1日之后用科教项目资金形成的固定资产，计提折旧时借记"业务活动费用——科教经费——科研费用/教育费用——××科研项目/××教育项目""单位管理费用——科教经费——科研费用/教育费用——××科研项目/××教育项目"等科目，贷记"固定资产累计折旧——专用设备/通用设备"；如果是用医院自有资金购置的固定资产，计提折旧时借记"业务活动费用——其他经费——固定资产折旧费——专用设备/通用设备""单位管理费用——其他经费——固定资产折旧费——

专用设备/通用设备"等科目，贷记"固定资产累计折旧——专用设备/通用设备"等目。

2.固定资产的后续支出

固定资产的后续支出是指在固定资产投入使用后，医院为了适应临床新技术、新项目或需要对原有固定资产进行升级改造产生的相关费用，通常把固定资产交付使用后再发生的与固定资产本身性能、功能优化提升相关的费用都纳入固定资产后续支出。根据政府会计制度，当发生固定资产后续支出时，应先将固定资产净值转入"在建工程"科目，财务会计借记"在建工程""固定资产累计折旧"科目，贷记"固定资产"。发生相关支出业务时再按"在建工程"进行账务处理，发生与工程相关的货币资金收付时，还应进行预算会计处理（本部分业务在在建工程部分进行介绍）。

（二）注意事项

1.平行记账的要求

在实际业务中，只有发生现金流入、流出业务时才纳入本单位预算收支业务，才需要平行记账。折旧业务只需做财务会计，不做预算会计。固定资产的后续支出按照在建工程业务处理，发生现金流时需要平行记账。

2.设置会计明细科目、辅助账核算应注意的事项

固定资产折旧业务需按照业务系统中资产分类进行对应，即资产管理系统、财务系统、财政部资产管理系统3个系统中的资产分类相一致。该科目应设置成本中心、资产经费来源、预算归口管理部门等辅助账。

3.本期盈余差异与预算结余差异

财务会计确认了计提折旧费用和摊销费用，而预算会计不做处理，因此折旧摊销业务会产生本期盈余与预算结余的差异。在新旧制度衔接与转换时，对于财政项目拨款经费、科研项目经费购置的尚未计提完折旧的固定资

产，在计提折旧时借记"累计盈余"科目，贷记"固定资产累计折旧"科目。2019年1月1日开始购入固定资产计提折旧时，借记"科研项目支出/教学项目支出"科目，贷记"固定资产累计折旧"科目，应在资产管理系统中对2019年1月1日之前用财政经费、科研经费、教育经费购置的固定资产进行区分。

【案例9-10】G中医医院制剂中心12月计提制剂中心固定资产折旧181 629.2元，其中2020年财政经费折旧32 781.2元。2019年前财政经费购入资产折旧9 540元，2020年教学经费折旧5 000元，2019年前教学经费购入资产折旧2 000元，2020年其他经费折旧13 121.7元，家具432.3元。财务部门做如下会计分录。

①财务会计分录。

借：累计盈余——财政项目盈余——财政项目待冲基金 9 540

  累计盈余——科教盈余——科教项目待冲基金 2 000

  业务活动费用——财政项目拨款经费——科学技术项目 32 781.2

  业务活动费用——科教经费——教学费用——其他来源 5 000

  业务活动费用——其他经费——固定资产折旧费——通用设备

             13 121.7

  业务活动费用——其他经费——固定资产折旧费——专用设备

             118 754

  业务活动费用——其他经费——固定资产折旧费——家具

             432.3

  贷：固定资产累计折旧——通用设备 13 121.7

    固定资产累计折旧——专用设备 168 075.2

    固定资产累计折旧——家具 432.3

②预算会计不做处理。

【案例9-11】G中医医院12月计提制剂中心固定资产房屋折旧31 154.87元,其中工业用房折旧29 537.66元,业务用房折旧1 617.21元。财务部门做如下会计分录。

①财务会计分录。

借:业务活动费用——其他经费——固定资产折旧——房屋及建筑物

29 537.66

业务活动费用——其他经费——固定资产折旧——房屋及建筑物

1 617.21

贷:固定资产累计折旧——房屋及建筑物——工业用房 29 537.66

固定资产累计折旧——房屋及建筑物——医疗用房 1 617.21

【案例9-12】G中医医院12月计提无形资产摊销25 558.33元。财务部门做如下会计分录。

①财务会计分录。

借:业务活动费用——其他经费——无形资产摊销费 25 558.33

贷:无形资产累计摊销——其他无形资产 25 558.33

②预算会计不做处理。

【案例9-13】20××年12月,G中医医院对跑步机计提折旧,折旧年限5年,财务部门根据应计提折旧额计提折旧,财务部门做如下会计分录。

①财务会计分录。

借:单位管理费用——其他经费——固定资产折旧——通用设备 50

贷:固定资产累计折旧——通用设备 50

②预算会计不做处理。

六、固定资产报废业务的会计处理

固定资产报废是指固定资产已经达到使用年限，或虽然未达到使用年限但出现了老化、损坏、技术被淘汰（如有些核素治疗设备不能满足新的环保要求）等问题，经相关专家鉴定或按照有关规定已经不能使用，必须对其进行资产处置的一种方式。

（一）会计处理

医院发生固定资产报废业务时，应先将固定资产予以转销，即按照被报废的固定资产的账面价值、是否产生收入及费用分别做会计处理。

报废固定资产时先借记"固定资产累计折旧""待处理财产损溢"科目，贷记"固定资产"科目。待固定资产清理结束后没有残值时，借记"资产处置费用"，贷记"待处理财产损溢"科目。预算会计不做处理；待固定资产清理结束后资产有残值收入时，借记"银行存款"科目，贷记"应缴财政款"科目，同时借记"资产处置费用"，贷记"待处理财产损溢"科目。预算会计不做处理。

提前报废的固定资产，在转销时不仅要区别经费性质，还要区分固定资产购入时间是在2019年1月1日（实施政府会计制度）之前还是2019年1月1日之后购置的。

如果报废的固定资产是2019年1月1日之后购置的，则在转销时要按照经费性质分别做处理，即医院经费购置的固定资产，借记"待处理财产损溢""固定资产累计折旧"科目，贷记"固定资产"科目；用财政经费购置的固定资产，借记"业务活动费用——财政项目拨款经费——项目费用""固定资产累计折旧"科目，贷记"固定资产"科目；用科研经费购置的固定资产，借记"业务活动费用——科教经费——科研费用——科研项目费用""固定资产累计折旧"科目；由教育经费购置的固定资产，借记业务活动费用——科教经费——教学费用——教学项目费用" "固定资产累计折旧"科目，贷记"待处理财产损溢"科目。如果所报废的固定资产属于2019年1月1日之前购置的，在转销时借记"累计盈余——财政项目盈余——财政项目待冲基金" "累计盈余——科教盈余——科教项目待冲基金"科目，贷记"待处理财产损溢"科目。

　　处理报废固定资产过程若取得残值或者残值变价收入、保险理赔和过失人赔偿等，财务会计借记"库存现金" "银行存款"等科目，贷记"待处理财产损溢"科目。处理损毁、报废固定资产过程中若发生相关费用，财务会计借记"待处理财产损溢"，贷记"库存现金" "银行存款"等科目。

　　另外，需将报废固定资产所发生的收入和支出进行结清。如果处理收入大于相关费用，按照处置收入减去相关费用后的净收入，财务会计借记"待处理财产损溢"科目，贷记"应缴财政款"等科目；如果处理收入小于相关费用的，按照相关费用减去处置收入后的净支出，财务会计借记"资产处置费用"科目，贷记"待处理财产损溢"科目。预算会计不做处理。

（二）注意事项

1.平行记账要求

　　处理报废固定资产过程中，不论发生的收入或支出是否涉及现金流都只需做财务会计分录。

2.设置会计明细科目、辅助账核算应注意的事项

　　固定资产处置费用需按部门支出进行分类。辅助账核算设置要考虑到成本中心、资产经费来源等。

3.本期盈余差异与预算结余差异

　　固定资产报废会产生本期盈余差异（确认的资产处置费用）。按照政府会计制度衔接与转换的规定，如果所报废的固定资产属于2019年1月1日之前

购置的，在转销时借记"累计盈余"科目，贷记"待处理财产损溢"科目。如果是报废2019年1月1日之后购置的固定资产，则要在转销时按照经费性质分别做处理，即医院经费购置的固定资产，借记"待处理财产损溢""固定资产累计折旧"科目，贷记"固定资产"科目；用财政经费购置的固定资产，借记"业务活动费用——财政项目拨款经费——项目费用""固定资产累计折旧"科目，贷记"固定资产"科目；用科研经费购置的固定资产，借记"业务活动费用——科教经费——科研费用——科研项目费用""固定资产累计折旧"科目；由教育经费购置的固定资产，借记"业务活动费用——科教经费——教学费用——教学项目费用""固定资产累计折旧"科目，贷记"待处理财产损溢"科目。所以，应在资产管理系统中对2019年1月1日前用财政、科研、教育等项目经费购置的固定资产进行区分。如果所报废的固定资产属于2019年1月1日之前购置的，在转销时借记"累计盈余——财政项目盈余——财政项目待冲基金""累计盈余——科教盈余——科教项目待冲基金"科目，贷记"待处理财产损溢"科目。

【案例9-14】（1）20××年12月20日，G中医医院因偶发原因报废一台液体包装机，其账面余额为24 600元，经费来源为医疗经费，属于本年取得，报废时残值为5 000元。报废时会计分录如下。

①财务会计分录。

借：固定资产累计折旧——专用设备　　　　　　　　　　　　19 600

　　待处理财产损溢——固定资产——待处理财产价值——专用设备

　　　　　　　　　　　　　　　　　　　　　　　　　　　　　5 000

　　贷：固定资产——专用设备　　　　　　　　　　　　　　　24 600

②预算会计不做处理。

（2）20××年12月22日处置生化仪取得收入5 000元，并存入银行，应收保险理赔款2 460元，向责任者索赔1 000元。20××年12月25日收到相应赔偿款，并存入银行。财务部门对上述资料做如下会计分录。

①财务会计分录。

借：银行存款——基本户　　　　　　　　　　　　　　　5 000

其他应收款——其他　　　　　　　　　　　　　　　2 460

其他应收款——其他　　　　　　　　　　　　　　　1 000

贷：待处理财产损溢——固定资产——处理净收入　　　8 460

25日收到相应赔偿款存入银行。

借：银行存款——基本户　　　　　　　　　　　　　　　3 460

贷：其他应收款——其他　　　　　　　　　　　　　　2 460

其他应收款——其他　　　　　　　　　　　　　　1 000

②预算会计不做处理。

（3）20××年12月23日，以银行存款支付报废生化仪相关费用1 500元，财务部门做如下会计分录。

①财务会计分录。

借：待处理财产损溢——固定资产——处理净收入　　　1 500

贷：银行存款——基本户　　　　　　　　　　　　　　1 500

②预算会计不做处理。

（4）经批准冲销待处理财产价值，财务部门做如下会计分录。

①财务会计分录。

借：资产处置费用　　　　　　　　　　　　　　　　　　5 000

贷：待处理财产损溢——固定资产——待处理财产价值——专用设备

5 000

②预算会计不做处理。

（5）结转待处理净收入。财务部门对上述材料做如下会计分录。

①财务会计分录。

借：待处理财产损溢——固定资产——处理净收入　　　6 960

　　贷：应缴财政款——上缴资产处置款　　　　　　　　　　6 960

②预算会计不做处理。

七、固定资产清查盘点业务的会计处理

（一）会计处理

1.固定资产盘盈

医院在资产清查过程中盘盈的固定资产，应及时查明原因并办理上报审批及固定资产入账手续。按照确定的成本，借记"固定资产"科目，贷记"待处理财产损溢——固定资产——待处理财产价值"科目。经上报批准，可根据固定资产的购置时间分别处理，如属于2019年1月1日以后购置的固定资产，按照当年新取得相关资产进行账务处理，借记"待处理财产损溢"，贷记"业务活动费用""单位管理费用"等科目；如果是属于2019年1月1日前购置的固定资产，按照前期差错处理，借记"待处理财产损溢"科目，贷记"以前年度盈余调整"科目。

盘盈的固定资产通常按其重置成本作为入账价值借记"固定资产"科目，贷记"以前年度损溢调整"科目。

2.固定资产盘亏

固定资产盘亏时，应及时查明原因并办理上报审批及固定资产注销手续。

上报经批准处理时，根据固定资产的购置时间分别处理，按盘亏固定资产的账面价值，借记"待处理财产损溢"科目，按已提折旧额，借记"固定资产累计折旧"科目，按其原价贷记"固定资产"科目。如属于2019年1月1日以后购置的固定资产，转销时如果是医院经费的固定资产，借记"资产处置费用"科目；如果是财政项目经费购置的固定资产，借记"业务活动费用——财政项目拨款经费"；如果是科研项目经费购置的固定资产，借记"业务活动费用——科教经费——科研费用——科研项目费用"科目，贷记；如果是教育项目经费购置的固定资产，借记"业务活动费用——科教经费——教学费用——教学项目费用"科目，贷记"待处理财产损溢"科目。如属于2019年1月1日前购置的固定资产，转销时借记"累计盈余——财政项目盈余——财政项目待冲基金""累计盈余——科教盈余——科教项目待冲基金"科目，贷记"待处理财产损溢"科目。

（二）注意事项

1.平行记账的要求

固定资产盘盈盘亏不涉及现金流，因此不用编制预算会计分录。

2.设置会计明细科目、辅助账核算应注意的事项

资产处置费用需按部门支出经济分类。辅助账设置要考虑到成本中心、资产经费来源等。

3.本期盈余差异与预算结余差异

固定资产盘亏会产生本期盈余差异（确认的资产处置费用）。根据新旧制度衔接与转换的规定，对2019年1月1日之前用财政、科研、教育等项目经费购入的固定资产和2019年1月1日之后用财政、科研、教育等项目经费购入的固定资产计的盘盈、盘亏的会计处理有较大差异，所以应在资产管理系统中对2019年1月1日前后用于以上所列项目经费购置的固定资产进行区分。

【案例9-15】20××年12月1日，G中医医院进行资产清查盘点。发现有一台使用中的自动打包机未入账。该型号自动打包机市场价格为60 000元。12月31日收到上级主管部门批复意见，将盘盈资产作为前期差错处理（该设备属于20××年1月1日前用医院经费购置所得，折旧年限5年，截至20××年12

月1日已使用13个月），当月已计提折旧。财务部门应当做如下账务处理。

（1）资产盘盈。

①财务会计分录。

借：固定资产——专用设备　　　　　　　　　　　　　60 000

　　贷：固定资产累计折旧——专用设备　　　　　　　　13 000

　　　　待处理财产损溢——固定资产——待处理财产价值——专用设备

　　　　　　　　　　　　　　　　　　　　　　　　　47 000

②预算会计不做处理。

（2）转销盘盈设备。

①财务会计分录。

借：待处理财产损溢——固定资产——待处理财产价值——专用设备

　　　　　　　　　　　　　　　　　　　　　　　　　47 000

　　贷：以前年度盈余调整　　　　　　　　　　　　　　47 000

②预算会计不做处理。

【案例9-16】20××年12月31日，G中医医院进行资产清查盘点。发现丢失了一台离心卫生泵，该设备原价10 000元，已计提折旧3 000元。经查，该设备属于科研项目经费购买，本年取得，经报批后将其作为资产盘亏处理。相关会计处理分录如下。

（1）资产盘亏。

①财务会计分录。

借：固定资产累计折旧——专用设备　　　　　　　　　　3 000

　　待处理财产损溢——固定资产——待处理财产价值——专用设备

　　　　　　　　　　　　　　　　　　　　　　　　　7 000

　　贷：固定资产——专用设备　　　　　　　　　　　　10 000

②预算会计不做处理。

（2）转销盘亏设备。

①财务会计分录。

借：业务活动费用——科教经费——科研费用——其他来源拨款科研项目 7 000

　　贷：待处理财产损溢——固定资产——待处理财产价值——专用设备 7 000

②预算会计不做处理。

八、库存物品的会计核算

库存物品核算范围包括医院在开展医疗业务活动及其他活动中为耗用或出售而储存的各种材料、产品、包装物、低值易耗品，以及达不到固定资产标准的用具、动植物等。按照《关于医院执行〈政府会计制度——行政事业单位会计科目和报表〉的补充规定》，医院为取得库存物品单独发生的运杂费，能够直接计入业务成本的计入业务活动费；不能够直接计入业务成本的计入单位管理费用。

（一）药品业务会计处理

药品是医院为开展正常医疗服务活动用于诊断、治疗疾病而储存的特殊商品，是医院开展医疗服务活动的重要手段和物资保障。在医院的医疗服务活动过程中，药品的消耗占医院的各种物资消耗的比重很大，药品的招标采购、储备与周转是医院资金运动的重要组成部分，对药品的采购、销售、使用过程的管理是医院经济管理的重点。药品的使用与管理应严格执行《中华人民共和国药品管理法》和有关药品价格政策，以及基本医疗保险制度的规定。药品的采购应当严格执行政府采购和国家关于药品采购的有关规定。医院的药品统一按照进价核算，外购药品价格中不应包括采购、运输药品而支付的各项采购费用，以及取得库存药品单独发生的运杂费等，能够直接计入业务成本的应计入业务活动费用，借记"业务活动费用"科目，贷记"库存现金""银行存款"等科目；不能直接计入业务成本的应计入单位管理费用，借记"单位管理费用"科目，贷记"库存现金""银行存款"等科目。

医院的药品业务主要包括药品的入库、付款、出库、质检、盘点等，涉及的经费类型包括医院经费、科教经费和财政经费，主要为医院经费。

1.会计处理

外购药品款项已支付但货未到。按照已支付的款项，财务会计借记"在途物品"科目，贷记"库存现金""银行存款""零余额账户用款额度"科目。预算会计借记"事业支出——其他资金支出/财政拨款支出"科目，贷记"资金结存——货币资金""资金结存户用额度"科目。

外购在途药品验收入库。财务会计借记"库存物品——药品——药库药品"科目，贷记"在途物品"科目。预算会计不做处理。

外购药品款项货到未付款。按照药品入库金额，财务会计借记"库存物品——药品——药库药品"科目，贷记"应付账款——应付药品款"科目。预算会计不做处理。

外购药品款项货到并付款。按照药品入库金额，财务会计借记"库存物品——药品——药库药品"科目，贷记"银行存款""零余额账户用款额度"等科目。预算会计借记"事业支出——其他资金支出/财政拨款支出"等科目，贷记"资金结存——货币资金""资金结存——零余额账户用款额度"科目。

2.注意事项

平行记账处理要求：制剂中心外购药品并且支付款项的时候需进行预算会计处理，其余情况只做财务会计，预算会计不做处理。

设置会计明细科目、辅助账核算应注意的事项：医院应在总账科目"库存物品"下设一级明细科目"库存物品——药品",并按存放地点设置各药库和药房二级明细科目。在二级明细科目下,按西药、中成药和中草药设置三级明细科目进行明细核算。"事业支出"科目需要进行部门预算支出进行分类、预算结余差异辅助账核算。

本期盈余差异与预算结余差异:外购药品并且支付款项时,会产生"为取得存货、政府储备物资等计入物资成本的支出"预算结余差异。

其他事项:医院药品按进价计入"库存物品"。为取得库存药品单独发生的运杂费等,能够直接计入业务成本的计入业务活动费用,不能直接计入业务成本的计入单位管理费用。为了确保药品"零差价"出售,通常医院购入的药品一般由卖方配送,药品从供应商到达药库所发生的支出一般由卖方承担,医院不支付运杂费等费用。

【案例9-17】(外购药品款项已支付但货未到的核算)2020年12月2日,G中医医院制剂中心从甲单位购入西药及中草药一批,发票及账单已收到,增值税普通发票上注明的价款为西药500 000元、中草药500 000元,增值税税额130 000元,已用银行存款结算完毕。药品尚未到达。财务部门根据有关凭证,应编制如下会计分录。

①财务会计分录。

借:在途物品　　　　　　　　　　　　　　　　　　1 130 000

　　贷:银行存款——基本户　　　　　　　　　　　　　1 130 000

②预算会计分录。

借:事业支出——其他资金支出　　　　　　　　　　1 130 000

　　贷:资金结存——货币资金　　　　　　　　　　　　1 130 000

【案例9-18】(外购在途药品验收入库的核算)2020年12月20日,该医院收到从甲单位购入的药品,验收合格之后办理了入库手续。财务部门根据有关凭证，应编制如下会计分录。

①财务会计分录。

借：库存物品——药品——药库药品—制剂中心西药库 565 000

库存物品——药品——药库药品—制剂中心中草药库 565 000

贷：在途物品 1 130 000

②预算会计不做处理。

【案例9-19】（外购药品货已到款项未支付的核算）2020年12月10日，G中医医院从乙单位购入一批中草药，增值税普通发票注明的价款为42 758 620元，增值税额6 841 380元。款项3个月后结算。财务部门根据有关凭证，应编制如下会计分录。

①财务会计分录。

借：库存物品——药品——药库药品—中草药库 49 600 000

贷：应付账款——应付库存物品款——应付药品款 49 600 000

②预算会计不做处理。

【案例9-20】（外购药品货已到款项已支付的核算）2020年12月11日，G中医医院制剂中心从丙单位购入一批中草药，增值税普通发票注明的价款为3 180 000元，增值税额300 000元。款项采用银行存款结算。财务部门根据有关凭证，应编制如下会计分录。

①财务会计分录。

借：库存物品——药品——药库药品——制剂中心中药库 3 480 000

贷：银行存款——基本户 3 480 000

②预算会计分录。

借：事业支出——其他资金支出 3 480 000

贷：资金结存——货币资金 3 480 000

（二）支付外购药品款的会计处理与注意事项

1.会计处理

对于计入应付账款中的药品款，按照应支付的金额，财务会计借记"应付账款——应付药品款"，贷记"库存现金""银行存款""零余额账户用款额度"等科目。预算会计借记"事业支出——财政项目补助支出——财政项目补助支出""事业支出——非财政专项资金支出——科教经费""事业支出——其他资金支出"等科目，贷记"资金结存——货币资金""资金结存额账户用款额度"等科目。

2.注意事项

平行记账处理要求：支付外购药品款业务须平行记账。

辅助账核算注意事项：事业支出科目需进行部门预算支出经济分类、预算结余差异两项辅助账核算。应付账款应按债权人进行辅助账核算以实现附注的披露要求。

本期盈余差异与预算结余差异：支付药品款时，会产生"支付应付款项、预付账款的支出"预算结余差异。

【案例9-21】（外购药品款账期到期且已支付货款的核算）2020年12月15日，G中医医院支付乙单位的西药款49 600 000元，其中7 200 000元用医院经费银行存款支付，40 000 000元由银行开具商业汇票，2 400 000元由财政专项项目使用以零余额账户支付。财务部门根据有关凭证，应编制如下会计分录。

①财务会计分录。

借：应付账款——应付库存物品款——应付药品款　　　　　49 600 000

　贷：银行存款——基本户　　　　　　　　　　　　　　　　7 200 000

　　　零余额账户用款额度——项目经费——科学技术支出项 2 400 000

　　　　应付票据　　　　　　　　　　　　　　　　　40 000 000

②预算会计分录。

　借：事业支出——其他资金支出　　　　　　　　47 200 000

　　　事业支出——财政拨款支出——财政项目补助支出——科学技术

项目——社会公益研究　　　　　　　　　　　　　　2 400 000

　　贷：资金结存——货币资金　　　　　　　　　47 200 000

　　　　资金结存——零余额账户用款额度——项目支出——科学技术

项目——社会公益研究　　　　　　　　　　　　　　2 400 000

（三）药品出库业务的会计处理与注意事项

1.会计处理

药品的出库分两种情况。一是药库出库（即从药库发送到门诊药房、病房药房等），按照出库药品种类和金额，财务会计借记"库存物品——药品——药房药品"科目，贷记"库存物品——药品——药库药品"科目。预算会计不做处理；二是药房（如门诊药房、病房药房）出库，按照医生所开的医嘱，门诊药房给患者发药或是临床病房领药等，应按照发药和领药的种类和金额，财务会计借记"业务活动费用——其他经费——药品费"科目，贷记"库存物品——药品——药房药品"科目。预算会计不做处理。

2.注意事项

平行记账处理要求：药品出库业务只需进行财务会计处理，预算会计不做处理。

设置会计明细科目、辅助账核算应注意的事项：药房出库时，如果是门诊药房给患者发药应按照开单科室对业务活动费用科目进行成本归集和分摊，如果是病房用药或临床科室领用药品，业务活动费用科目需按成本中心进行科室辅助账核算，还要设置部门预算支出经济分类、预算归口管理部门、本期盈余差异等方面的辅助账核算。

本期盈余差异与预算结余差异：药房出库时会产生"发出存货、政府储备物资等确认的费用"本期盈余差异。

其他事项：药品出库时，确定存货的数量之后，还需确定其"单价"。在实际业务中，同种药品可能出现每次购进的单价不一样的情况，此时则需要选择适用的单价。按照现行制度规定，单位按照实际成本核算存货时，领用或发出存货可采用先进先出法、加权平均法和个别计价法等方法确定其实际成本。

医院开展业务活动等领用医院自主加工的药品时，还应按照领用或发出自制制剂应负担的成本差异，借记或贷记"库存物品——成本差异"科目。

【案例9-22】（药库药品出库发往药房的核算）2020年12月，从制剂中心各药库发往制剂室西药560 000元、中成药560 000元、中草药3 480 000元。财务部门根据有关凭证，应编制如下会计分录。

①财务会计分录。

借：库存物品——药品——药房药品—制剂室 4 600 000

　贷：库存物品——药品——药库药品—制剂中心西药 560 000

　　　库存物品——药品——药库药品—制剂中心中草药 4 040 000

②预算会计不做处理。

【案例9-23】（临床科室领用药品的核算）2020年12月，G中医医院门急诊各科处方从门诊、急诊药房共计发出西药32 994 647.50元、中成药3 190 970.1元、中草药848 045元。各病房从住院药房领用西药15 300 000元、中成药145 029.9元、中草药166 955元。财务部门根据有关凭证，应编制如下会计分录。

①财务会计分录。

借：业务活动费用——其他经费——药品费——西药费——门诊、急诊

32 994 647.5

业务活动费用——其他经费——药品费——西药费——住院

15 300 000

业务活动费用——其他经费——药品费——中草药费——门急诊

848 045

业务活动费用——其他经费——药品费——中草药费——住院

166 955

业务活动费用——其他经费——药品费——中成药费——门急诊

3 190 970.1

业务活动费用——其他经费——药品费——中成药费——住院

145 029.9

  贷：库存物品——药品——药房药品——西药 48 294 647.5

    库存物品——药品——药房药品——中草药 1 015 000

    库存物品——药品——药房药品——中成药 3 336 000

②预算会计不做处理。

（四）医保中心代医院结算药品款业务的会计处理与注意事项

为了纠正和防止出现医院、药品供应商、医保部门之间货款结算"三角债"的问题，国家和地方相继出台了由医保中心代医院结算药品款的规定。根据医保统一结算药品货款制度，由医保中心先代医院与医药供货企业结算货款，所结算的药品款从医保中心应支付给医院的医保款中扣除。

1.会计处理

政府会计制度中设置了"应付账款——应付库存物品款——应付药品款""应收账款——应收医疗款——应收医保款""资金结存——货币资金""事业支出——其他资金支出""事业预算收入——医疗预算收入"科目用于核算医保中心代结算药品款业务，具体核算如下。

医院实现应收医保中心医疗款权利时，财务会计借记"应收账款——应收医疗款——应收医保款"，贷记"事业收入——医疗收入"。预算会计不做处理。

医院收到医药公司的药品入库时。财务会计借记"库存物资——药品"，贷记"应付账款——应付库存物品款——应付药品款"（药品公司通过债权债务人辅助账进行核算）。预算会计不做处理。

医保中心代为支付药品款时，财务会计借记"应付账款——应付库存物品款——应付药品款""银行存款"（应收医保款与应付药品款之间的结算差额部分），贷记"应收账款——应收医疗款——应收医保款"。预算会计借记"事业支出——其他资金支出——药品款"，贷记"事业预算收入——医疗预算收入"。应收医保款与应付药品款之间的结算差额部分借记"资金结存——货币资金"，贷记"事业预算收入——医疗预算收入"。

2.注意事项

平行记账处理要求：医院发生应收医保中心医保款权利和采购药品入库的时候，预算会计不进行处理。医保中心代医院向医药公司结算药品款时，同时做财务会计分录和预算会计分录。

本期盈余差异与预算结余差异：医院实现应收医保中心医疗款的权利和采购药品入库时产生本期盈余与预算结余之间的差异。

【案例9-24】（医院从医药公司购买药品入库的核算）2020年12月，从医药公司收到价值400 000元的西药并入库。财务部门根据有关凭证，应编制如下会计分录。

①财务会计分录。

借：库存物品——药品——药库药品——西药　　　　　　400 000

　　贷：应付账款——应付库存物品款——应付药品款　　　400 000

②预算会计不做处理。

【案例9-25】（医院实现应收医疗款权利并确认收入和应收医保款的核算）20××年12月15日，G中医医院确认当日门诊西药收入中应收医保收入为500 000元。财务部门根据有关凭证，应编制如下会计分录。

①财务会计分录。

借：应收账款——应收医疗款——应收医保款——应收门诊、急诊医保款 500 000

　　贷：事业收入——医疗收入——门诊、急诊收入——药品收入——西药收入 500 000

②预算会计不做处理。

【案例9-26】（医保中心代医院向医药公司支付药品款的核算）20××年12月30日，医保中心代医院向医药公司支付药品款400 000元。医院收到医保中心扣除代付药品款的结算差额100 000元。财务部门根据有关凭证，应编制如下会计分录。

①财务会计分录。

借：银行存款——本单位——人民币——基本户 100 000

　　应付账款——应付库存物品款——应付药品款 400 000

　　贷：应收账款——应收医疗款——应收医保款——应收门诊、急诊医保款 500 000

②预算会计分录。

借：事业支出——其他资金支出 400 000

　　资金结存——货币资金 100 000

　　贷：事业预算收入——医疗预算收入——门诊、急诊预算收入 500 000

（五）药品盘点业务的会计处理与注意事项

1.会计处理

（1）药品盘盈。盘盈的库存药品，其成本按照有关凭据注明的金额确定；如没有相关凭据，其成本按照市场价确定。月末或年末盘点药品时，对于盘盈的部分转入待处理资产时，按照盘盈药品种类和确定的成本，财务会计借记"库存物品——药品"科目，贷记"待处理财产损溢——流动资产——待处理财产价值"科目。预算会计不做处理。

（2）药品盘亏。对于盘亏的药品转入待处理资产时，按照盘亏药品种类和确定的成本，财务会计借记"待处理财产损溢——流动资产——待处理财产价值"科目，贷记"库存物品——药品"科目。预算会计不做处理。

（3）药品的毁损或报废。对于毁损或报废的药品，转入待处理资产时，按照毁损或报废药品的种类和价值，财务会计借记"待处理财产损溢——流动资产——待处理财产价值"科目，贷记"库存物品——药品"科目。预算会计不做处理。

（4）盘盈、盘亏、毁损或报废药品报批并经批准后的处理。

①对于盘盈的部分，按照规定报经批准后处理时，财务会计借记"待处理财产损溢——流动资产——待处理财产价值"，贷记"单位管理费用——其他经费——其他商品和服务支出——存货盘盈"科目，同时成本中心选择"全院"进行归集。期末按照全成本核算收支配比原则，将"单位管理费用——其他经费——其他商品和服务支出——存货盘盈"会计科目下级明细科目归集的药品或卫生材料盘盈金额，以当期相应发生药品或卫生材料收入的各成本中心金额占药品总收入或卫生材料总收入的比重作为分摊参数，分摊至各成本中心。预算会计不做处理。

②对于盘亏的部分，报经批准处理时，借记"资产处置费用"科目，贷记"待处理财产损溢——流动资产——待处理财产价值"科目。预算会计不

做处理。

③对于毁损或报废的药品，处理过程中取得的变价收入、保险人理赔和过失人赔偿等，财务会计借记"库存现金""银行存款""其他应收款"等科目，贷记"待处理财产损溢——流动资产——处理净收入"科目。预算会计不做处理。处理过程中发生的相关费用，财务会计借记"待处理财产损溢——流动资产——处理净收入"，贷记"库存现金""银行存款"科目。预算会计不做处理。

处置收入与费用相抵后，如果处理收入大于处置费用，按照处理收入减去处置费用后的净收入，财务会计借记"待处理财产损溢——流动资产——处理净收入"科目，贷记"应缴财政款"科目，预算会计不做处理；如果处置收入小于处置费用的，按照处置费用减去处理收入后的净支出，财务会计借记"资产处置费用"科目，贷记"待处理财产损溢——流动资产——处理净收入"科目，预算会计借记"其他支出"科目，贷记"资金结存——货币资金"。

2.注意事项

平行记账处理要求：药品盘点业务中，对于毁损或报废的药品，在对处理过程中所发生的收支进行结算，若处理收入小于相关费用，需进行预算会计处理，其余情况只需进行财务会计处理，预算会计无须处理。

设置会计明细科目、辅助账核算应注意的事项：待处理财产损溢科目需进行资产经费性质辅助账核算；资产处置费用科目需进行成本中心、部门预算支出经济分类、本期盈余差异辅助账核算；盘点业务处理过程中，如涉及单位管理费用，还要注意是否需进行预算归口管理部门的辅助账核算。

本期盈余差异与预算结余差异：药品盘盈报经批准处理时、药品盘亏或毁损报废报经批准处理时会产生本期盈余差异或预算结余差异。

其他事项：库存药品的盘盈、盘亏、毁损或报废，要及时计入"待处理财产损溢"科目，真实反映医院资产状况，并及时按规定处理，不能长期挂在"待处理财产损溢"科目。

【案例9-27】（药品盘盈的核算）2020年12月25日，G中医医院对中成药库药品进行了盘点。盘盈中成药117 220.33元。财务部门根据有关凭证，应编制如下会计分录。

①财务会计分录。

借：库存物品——药品——药库药品——中成药　　　　　117 220.33

　　贷：待处理财产损溢——流动资产——待处理财产价值　117 220.33

②预算会计不做处理。

【案例9-28】（药品盘亏的核算）2020年12月25日，G中医医院对制剂室进行了盘点。盘亏中草药67 500元。财务部门根据有关凭证，应编制如下会计分录。

①财务会计分录。

借：待处理财产损溢——流动资产——待处理财产价值　　　67 500

　　贷：库存物品——药品——药房药品——中草药（制剂室）67 500

②预算会计不做处理。

【案例9-29】（药品毁损或报废的核算）2020年12月25日，G中医医院对制剂室进行了盘点，发现西药毁损一批，价值1 600元。财务部门根据有关凭证，应编制如下会计分录。

①财务会计分录。

借：待处理财产损溢——流动资产——待处理财产价值　　　1 600

　　贷：库存物品——药品——药房药品——西药（制剂室）　1 600

②预算会计不做处理。

【案例9-30】（盘盈、盘亏、毁损或报废药品报批后进行处理的核算）2020年12月31日，经G中医医院办公会议讨论决定，盘盈药品可以抵减单位管理费用，盘亏药品计入资产处置费用；毁损报废的药品可依程序进行处理。处置过程中取得残料变价收入10 050元，发生处置费用4 765元。财务部门根据有关凭证，应编制如下会计分录。

①财务会计分录。

a.对于盘盈部分。

借：待处理财产损溢——流动资产——待处理财产价值　　117 220.33

　借：单位管理费用——其他经费——其他费用——其他商品和服务支出——非货币资金的流动资产盘盈——中成药盘盈　　　　　－117 220.33

b.对于盘亏部分。

借：资产处置费用　　　　　　　　　　　　　　　　　67 500

　贷：待处理财产损溢——流动资产——待处理财产价值　67 500

c.对于毁损或报废的部分。

借：资产处置费用　　　　　　　　　　　　　　　　　1 600

　贷：待处理财产损溢——流动资产——待处理财产价值　1 600

d.取得处置收入时。

借：库存现金——本单位——人民币——基本户　　　　10 050

　贷：待处理财产损溢——流动资产——处理净收入　　10 050

e.发生处置费用时。

借：待处理财产损溢——流动资产——处理净收入　　　4 765

　贷：库存现金——本单位——人民币——基本户　　　4 765

f.处置收支相抵后，处理收入大于处理费用。

借：待处理财产损溢——流动资产——处理净收入　　　5 285

　贷：应缴财政款——上缴资产处置款　　　　　　　　5 285

②预算会计不做处理。

九、其他库存物品业务的会计核算

（一）库存物品的业务范围

库存物品下设"药品""卫生材料""低值消耗品""其他材料"和"成本差异"明细科目；"卫生材料"科目下设"血库材料""医用气体""影响材料""化验材料"和"其他卫生材料"明细科目，分别核算相关物品成本参考《关于医院执行〈政府会计制度——行政事业单位会计科目和报表〉的补充规定》："一、关于在新制度相关一级科目下设置明细科目"。此节对除药品以外的卫生材料、其他材料及低值易耗品等业务的会计处理进行介绍。

（二）外购材料业务的会计处理与注意事项

1.会计处理

政府会计制度中设置了"在途物品""库存物品""应付账款""业务活动费用""单位管理费用""资产处置费用""待处理财产损溢"等科目用于核算耗材业务。

为了强化各类材料的管理，各医院根据自身业务特点和精细化管理的程度，对材料进行了更明晰的划分、管理与核算。G中医医院为了满足耗材全生命周期跟踪追溯的管理需要，将大部分卫生材料直接与医生开出的医嘱进行绑定，即这部分耗材的申领、出库、结算、付款都要跟临床业务系统（HIS）中的医嘱相关联。为此，该院的卫生材料分为"医嘱管理类"耗材和"库存管理类"耗材，与之对应的是在"库存物品"科目下设置的"库存物品——其他卫生材料——库房"与"库存物品——卫生材料——库房（其他卫生材料）"两个明细科目，其中"库存物品——卫生材料—库房（其他卫生材料）"用于核算非绑定医嘱类（领用即减库存的方式）卫生材料的库存物品，"库存物品——卫生材料——库房"用于核算绑定医嘱类卫生材料的库存物品。各医院可以根据自身耗材管理的特点采用其他方式对卫生材料进行明细核算。其他材料及低值易耗品按照"库存管理类"耗材进行管理。

（1）外购材料已付款但货未到。按照已支付的款项，财务会计借记"在途物品"科目，贷记"库存现金""银行存款""零余额账户用款额度"等科目。预算会计借记"事业支出其他资金支出/财政拨款支出"科目，贷记"资金结存货币资金"资金结存——零余额账户用款额度"等科目。

（2）外购在途的材料验收入库。根据验收入库金额，财务会计借记"库存物品——卫生材料——库房""库存物品——其他材料——库房""库存物品——低值易耗品——库房"等科目，贷记"在途物品"科目。预算会计不做处理。

（3）外购材料货已到未支付货款的。

按照入库金额，财务会计借记"库存物品——卫生材料—库房"科目，贷记"应付账款——应付卫生材料款"科目。预算会计不做处理。

2.注意事项

（1）平行记账处理要求。外购材料验收入库，外购材料已到货未支付货款这些业务核算只做财务会计分录，预算会计不做处理；外购材料货款已支付但未到货时，需同时做财务会计分录和预算会计分录。

（2）设置会计明细科目、辅助账核算应注意的事项。材料需进行库位辅助账核算；尚未支付的材料货款计入应付账款时，要进行债权人辅助账核算。

【案例9-31】（1）（外购其他材料已支付货款但货未到的核算）20××年12月2日，G中医医院从甲医疗公司购入库存管理类其他材料（包装物）一批，发票及账单已收到，增值税普通发票上注明的价款为862 068.96元，增值税税额137 931.04元，已用银行存款结算。卫生材料尚未到达。财务部门根据有关凭证，应编制如下会计分录。

①财务会计分录。

借：在途物品 1 000 000

贷：银行存款——基本户 1 000 000

②预算会计分录。

借：事业支出——其他资金支出 1 000 000

贷：资金结存——货币资金 1 000 000

（2）（月末外购在途卫生材料验收入库的核算）20日，G中医医院制剂中心购入的包装物已收到，并验收入库。财务部门根据有关凭证，应编制如下会计分录。

①财务会计分录。

借：库存物品——其他材料——制剂中心材料库——材料费——库存管理 1 000 000

贷：在途物品 1 000 000

【案例9-32】（1）（外购卫生材料验收入库并结清货款的核算）20××年12月10日，G中医医院从乙单位购入一批库存管理类卫生材料，增值税普通发票注明的价款为 11 720 122.4元，增值税额1 875 219.57元。款项采用银行存款结算。财务部门根据有关凭证，应编制如下会计分录。

①财务会计分录。

借：库存物品——卫生材料——器械库（其他卫生材料）13 595 341.97

贷：银行存款——基本户 13 595 341.97

②预算会计分录。

借：事业支出——其他资金支出 13 595 341.97

贷：资金结存——货币资金 13 595 341.97

（2）20××年12月8日，该医院从乙单位购入一批化验材料，增值税普通发票注明的价款为5 000 000元，增值税额800 000元。款项采用银行存款结算。财务部门根据有关凭证，应编制如下会计分录。

①财务会计分录。

借：库存物品——卫生材料——器械库（化验材料）　　　　5 800 000

　　贷：银行存款——基本户　　　　　　　　　　　　　　　　5 800 000

②预算会计分录。

借：事业支出——其他资金支出　　　　　　　　　　　　　　5 800 000

　　贷：资金结存——货币资金　　　　　　　　　　　　　　　5 800 000

【案例9-33】（外购卫生材料入库，账期2个月后结清货款的核算）11日，G中医医院从丙单位购入一批库存管理类卫生材料，增值税普通发票注明的价款为371 384.96元，增值税额51 993.9元。款项2个月后结算。财务部门根据有关凭证，应编制如下会计分录。

①财务会计分录。

借：库存物品——卫生材料——器械库（其他卫生材料）　423 378.86

　　贷：应付账款——应付库存物品款——应付卫生材料款　　423 378.86

②预算会计不做处理。

（三）支付外购卫生材料款业务的会计处理与注意事项

1.会计处理

对于计入应付账款中的卫生材料款，按照实际支付金额，财务会计借记"应付账款——应付库存物品款——应付卫生材料款"，贷记"库存现金""银行存款""零余额账户用款额度"科目；预算会计借记"事业支出——其他资金支出/财政拨款支出"科目，贷记"资金结存——货币资金"

科目。

2.注意事项

平行记账处理要求：支付卫生材料款时，需同时做财务会计分录和预算会计分录。

设置会计明细科目、辅助账核算应注意的事项：卫生材料需进行库位辅助账核算，"应付账款——应付卫生材料款"科目应进行债权人辅助账核算。

本期盈余差异与预算结余差异：支付尚未支付的卫生材料款时，会产生预算结余差异。

【案例9-34】（支付外购卫生材料款的核算）20××年12月15日，G中医医院支付应付乙单位卫生材料款14 401 750.79元，其中医院经费13 415 249.22元、科研经费97 000元、教学经费86 000元，共计13 598 249.22元（用银行存款支付），剩余803 501.57元为财政项目购置且由项目人员领用（从零余额账户中支付）。财务部门根据有关凭证，应编制如下会计分录。

①财务会计分录。

借：应付账款——应付库存物品款——应付卫生材料款　14 401 750.79

　　贷：银行存款——基本户　　　　　　　　　　　13 598 249.22

　　零余额账户用款额度——项目经费——科学技术支出项目 803 501.57

②预算会计分录。

借：事业支出——财政拨款支出——财政项目补助支出——科学技术项目　　　　　　　　　　　　　　　　　　　　803 501.57

　　　事业支出——非财政专项资金支出——教学费用——非同级财政拨款教学项目——材料费　　　　　　　　　　　86 000

　　　事业支出——非财政专项资金支出——科研费用非同级财政拨款科研项目——材料费　　　　　　　　　　　97 000

事业支出——其他资金支出   13 415 249.22

  贷：资金结存——货币资金   13 598 249.22

    资金结存——零余额账户用款额度——项目支出——科学技术

项目   803 501.57

（四）卫生材料出库的会计处理与注意事项

医院开展医疗诊治业务活动、按照规定自助出售或加工物品等领用或发出库存物品时，应当根据实际情况采用先进先出法、加权平均法或个别计价法确定发出存货的实际成本。计价方法一经确定，不得随意变更。

1.会计处理

（1）领用卫生材料。

①用医院经费领用库存管理类卫生材料时，按照出库金额，财务会计借记"业务活动费用——其他经费——卫生材料费""业务活动费用——其他经费——卫生材料费""单位管理费用——其他材料费"科目，贷记"库存物品——卫生材料"科目。预算会计不做处理。

②用财政经费领用库存管理类卫生材料时，按照出库金额，财务会计借记"业务活动费用——财政项目拨款经费——财政项目拨款经费"科目，贷记"库存物品——卫生材料——其他卫生材料——库存管理"科目。预算会计借记"事业支出——财政项目补助支出——财政项目补助支出——科学技术项目"，借记"事业支出——其他资金支出"红字冲减（在支付卫生材料款时，根据重要性原则将所有卫生材料都视同用于医疗服务，所以当时的预算会计处理是借记"事业支出——其他资金支出"，如果发生财政拨款项目领用卫生材料就应该冲减已经借记的"事业支出——其他资金支出"）。

③用科教经费领用库存管理类卫生材料时，按照出库金额，财务会计借记"业务活动费用——科教经费——科研费用——科研项目费用""业务活

动费用——科教经费——教学费用——教学项目费用"科目，贷记"库存物品——卫生材料——其他卫生材料——库存管理"科目；预算会计借记"事业支出——非财政专项资金支出——科教项目支出——科研项目支出——材料费""事业支出——非财政专项资金支出——科教项目支出——教学项目支出——材料费"科目，借记"事业支出——其他资金支出"科目红字冲减（在支付卫生材料款时，根据重要性原则将所有卫生材料都视同用于医疗服务，所以当时的预算会计处理是借记"事业支出——其资金支出"，如果发生科教项目领用卫生材料就应该冲减已经借记的"事业支出——其他资金支出"）。

（2）卫生材料串库。按照库存管理卫生材料所在的不同库位，财务会计借记"库存物品——卫生材料——库房"科目，贷记"库存物品——卫生材料——库房"科目，以核算不同库区卫生材料的增减变化，对不同库区的核算既可以采用设置明细科目的方式，也可以采用辅助账核算的方式。预算会计不做处理。

（3）卫生材料退货。卫生材料退货是指卫生材料从医院库房退还供应商的业务，财务会计贷记"应付账款——应付库存物品款——应付卫生材料款"科目红字冲减，贷记"库存物品——卫生材料——库房"科目。预算会计不做处理。

2.注意事项

平行记账处理要求：用医院经费领用卫生材料并出库，预算会计不做处理。用财政项目经费、科教项目经费领用并出库卫生材料时，需同时做财务会计分录和预算会计分录。

设置会计明细科目、辅助账核算应注意的事项：卫生材料出库时，应按照库位管理和成本核算管理要求进行库位辅助账核算和成本中心辅助账核算。对支出类科目还需进行支出经济分类辅助账核算、预算归口管理部门辅助账核算等。

本期盈余差异与预算结余差异：卫生材料出库时，会产生本期盈余差异发出存货、政府储备物资等确认的费用。

【案例9-35】（用医院经费领用库存管理类卫生材料的核算）2020年12月，G中医医院临床科室领用卫生材料33 723 326.82元，其中血库材料1 000 000元，化验材料10 750 000元，库存管理类卫生材料20 483 326.82元，制剂中心1 490 000元。财务部门根据有关凭证，应编制如下会计分录。

①财务会计分录。

借：业务活动费用——其他经费——卫生材料费——化验材料费

10 750 000

业务活动费用——其他经费——卫生材料费—其他卫生材料

20 483 326.82

业务活动费用——其他经费——卫生材料费——制剂中心

1 490 000

业务活动费用——其他经费——卫生材料费——血库材料费

1 000 000

贷：库存物品——卫生材料—器械库（化验材料）　　10 750 000

库存物品——卫生材料—器械库（其他卫生材料）　20 483 326.82

库存物品——卫生材料——制剂中心材料库　　　　1 490 000

库存物品——卫生材料—器械库（血库材料）　　　1 000 000

②预算会计不做处理。

【案例9-36】（用财政项目经费领用库存管理类卫生材料的核算）20××年12月，G中医医院使用财政经费领用库存管理类卫生材料80 000元。财务部门根据有关凭证，应编制如下会计分录。

①财务会计分录。

借：业务活动费用——财政项目拨款经费——科学技术项目　80 000

　　贷：库存物品——卫生材料——器械库（其他卫生材料）　　80 000

②预算会计不做处理。

【案例9-37】（用科研经费领用库存管理类卫生材料的核算）20××年12月，G中医医院急诊科王某使用科研经费领用库存管理类卫生材料97 000元。财务部门根据有关凭证，应编制如下会计分录。

①财务会计分录。

借：业务活动费用——科教经费——科研费用——其他来源（拨款科研项目）　　　　　　　　　　　　　　　　　　　　　　　97 000

　　贷：库存物品——卫生材料——器械库（其他卫生材料）　　97 000

②预算会计不做处理。

【案例9-38】（用教育经费领用库存管理类卫生材料的核算）2020年12月，G中医医院急诊科王某使用住院医师教育经费领用库存管理类卫生材料86 000元。财务部门根据有关凭证，应编制如下会计分录。

①财务会计分录。

借：业务活动费用——科教经费——教学费用——非同级财政拨款教学项目　　　　　　　　　　　　　　　　　　　　　　　　　86 000

　　贷：库存物品——卫生材料——器械库（其他卫生材料）　　86 000

②预算会计不做处理。

【案例9-39】（医嘱管理类卫生材料在科室间串库的核算）20××年12月，普外科病房与骨科病房之间发生卫生材料的串库420 000元，该耗材属于医嘱管理的耗材。财务部门根据有关凭证，应编制如下会计分录。

①财务会计分录。

借：库存物品——卫生材料——器械库（卫生材料）　　　　420 000

　借：库存物品——卫生材料——器械库（其他卫生材料）　-420 000

②预算会计不做处理。

【案例9-40】（库存管理类卫生材料退货的核算）2020年12月，G中医医院为从丙单位购入的一批库存管理类卫生材料办理退货，退货单注明价款为1 500 000元。财务部门根据有关凭证，应编制如下会计分录。

①财务会计分录。

借：库存物品——卫生材料——器械库（其他卫生材料）　　-1 500 000

　贷：应付账款——应付库存物品款——应付卫生材料款　　-1 500 000

②预算会计不做处理。

（五）卫生材料盘点业务的会计处理与注意事项

医院应当定期对库存物品进行清查盘点，每年至少盘点一次。对于发生的库存物品盘盈、盘亏、毁损、报废，应当先进入"待处理财产损溢"科目，然后按照规定上报，经批准后及时进行后续账务处理。

1.会计处理

（1）盘盈的会计处理。月末或年末盘点库存管理类卫生材料，对于盘盈的部分，转入待处理资产时，财务会计借记"库存物品——卫生材料"科目，贷记"待处理财产损溢——流动资产——待处理财产价值"科目。预算会计不做处理。

（2）盘亏的会计处理。对于盘亏的库存管理类卫生材料，转入待处理资产时，财务会计借记"待处理财产损溢——流动资产——待处理财产价值"科目，贷记"库存物品——卫生材料"科目。预算会计不做处理。

（3）毁损或报废的会计处理。对于毁损或报废的库存管理类卫生材料，转入待处理资产时，财务会计借记"待处理财产损溢——流动资产——待处理财产价值"科目，贷记"库存物品——卫生材料"科目。预算会计不做处理。

（4）卫生材料盘盈、盘亏、毁损或报废经批准后的会计处理。

①对于盘盈的部分，按照规定报经批准后处理时，财务会计借记"待处理财产损溢——流动资产——待处理财产价值"，贷记"单位管理费用——其他经费——其他商品和服务支出——存货盘盈"科目，同时成本中心选择"全院"进行归集。期末按照全成本核算收支配比原则，将"单位管理费用——其他经费——其他商品和服务支出——存货盘盈"科目下级的明细科目归集的药品或卫生材料盘盈金额，以当期相应发生药品或卫生材料收入的各成本中心金额占药品总收入或卫生材料总收入的比重作为分摊参数，分摊至各成本中心。预算会计不做处理。

②对于盘亏的卫生材料，报经批准处理时，借记"资产处置费用"科目，贷记"待处理财产损溢——流动资产——待处理财产价值"科目。预算会计不做处理。

③对于毁损或报废的库存管理类卫生材料，处理过程中取得的变价收入、保险人理赔和过失人赔偿等，财务会计借记"库存现金""银行存款""其他应收款"等科目，贷记"待处理财产损溢——流动资产——处理净收入"科目，预算会计不做处理。处理过程中发生的相关费用，财务会计借记"待处理财产损溢——流动资产——处理净收入"，贷记"库存现金""银行存款"科目。预算会计不做处理。

处置收入与处置费用相抵后，如果处理收入大于处置费用，按照处理收入减去处置费用后的净收入，财务会计借记"待处理财产损溢——流动资产——处理净收入"科目，贷记"单位管理费用——其他经费——其他商品和服务支出"科目，预算会计不做处理；如果处理收入小于处置费用的，按照处置费用减去处理收入后的净支出，财务会计借记"资产处置费用"科目，贷记"待处理财产损溢——流动资产——处理净收入"科目。预算会计借记"其他支出"科目，贷记"资金结存——货币资金"。

2.注意事项

（1）平行记账处理要求。库存管理类卫生材料盘盈或盘亏时，预算会计不做处理。盘盈的卫生材料转为收入或核销盘亏的卫生材料时，预算会计也不做处理。处理毁损、报废卫生材料过程中取得的变价收入、保险人理赔和过失人赔偿或处理过程中发生的相关费用时，预算会计不做处理。对处理收入和处置费用进行结清时，如果处理收入大于处置费用，预算会计不做处理；如果处理收入小于处置费用的，则需同时做财务会计分录和预算会计分录，即财务会计借记"资产处置费用"科目，贷记"处理财产损溢——流动资产——处理净收入"科目，预算会计借记"其他支出"科目，贷记"资金结存——货币资金"。

（2）设置会计明细科目、辅助账核算的注意事项。库存管理类卫生材料需按库位进行辅助账核算。

（3）本期盈余差异与预算结余差异。卫生材料出库时，会产生本期盈余差异"发出存货、政府储备物资等确认的费用"。财政经费、科教经费领用出库时，会产生预算结余差异"为取得存货、政府储备物资等计入物资成本的支出"。

【案例9-41】（库存管理类卫生材料盘盈的核算）2020年12月25日，G中医医院对器材处库存管理类卫生材料库进行了盘点。盘盈不可收费的卫生材料250元。财务部门根据有关凭证，应编制如下会计分录。

①财务会计分录。

借：库存物品——卫生材料—器械库（其他卫生材料）　　　250

　　贷：待处理财产损溢——流动资产——待处理财产价值　　　250

　　②预算会计不做处理。

　　【案例9-42】（卫生材料盘亏的核算）2020年12月25日，G中医医院对器材处库存管理类卫生材料库进行了盘点，盘亏一次性口罩卫生材料225元。财务部门根据有关凭证，应编制如下会计分录。

　　①财务会计分录。

　　借：待处理财产损溢——流动资产——待处理财产价值　　　225

　　　贷：库存物品——卫生材料—器械库（其他卫生材料）　　225

　　②预算会计不做处理。

　　【案例9-43】（库存管理类卫生材料毁损或报废的核算）2020年12月25日，G中医医院对器材库化验材料进行了盘点，发现某库存化验材料毁损，价值40元。财务部门根据有关凭证，应编制如下会计分录。

　　①财务会计分录。

　　借：待处理财产损溢——流动资产——待处理财产价值　　　40

　　　贷：库存物品——卫生材料——器械库（化验材料）　　　40

　　②预算会计不做处理。

　　【案例9-44】（卫生材料盘盈、盘亏、损毁或报废后经批准后的会计处理）20××年12月31日，经G中医医院行政办公会议决定，盘盈的库存管理类卫生材料应冲减库房的管理费用，盘亏的库存管理类卫生材料计入资产处置费用，毁损或报废的库存管理类卫生材料可依程序进行处理。财务部门根据有关凭证，应编制如下会计分录。

　　①财务会计分录。

　　a.对于盘盈部分。

借：待处理财产损溢——流动资产——待处理财产价值   250

    贷：单位管理费用——其他经费——其他费用——其他商品和服务支出——非货币资金的流动资产盘盈——库存管理卫生材料盘盈   −250

b.对于盘亏部分。

借：资产处置费用   225

    贷：待处理财产损溢——流动资产——待处理财产价值   225

c.对于毁损或报废的部分。

借：资产处置费用   40

    贷：待处理财产损溢——流动资产——待处理财产价值   40

②预算会计不做处理。

第十章　加工物品的会计核算

一、概述

加工物品是指医院因自身技术、设备条件的限制或节约成本等原因，将一些物品（原材料、半成品）委托外单位或自己进行再加工，形成具有另一种性能和用途的物资。医疗机构配制的制剂应当是市场不供应或不能满足供应，以及医疗、教学、科研需要的制剂。制剂所用的原料、溶媒、辅料均应符合药典标准，包装材料应无毒，不影响药品质量，保证药品质量。

医院应当设置"加工物品"科目，并设置"自制物品""委托加工物品"两个明细科目，再按照物品的种类、品种、项目等设置明细账进行明细核算，增加"库存物品——成本差异"核算自制制剂实际成本与自主定价或备案价的差额（参考《关于医院执行〈政府会计制度——行政事业单位会计科目和报表〉的补充规定》中的"五、关于自制制剂的会计处理"）。

医院对于按自主定价或备案价核算的自制制剂，在已经制造完成并验收入库时，按照自主定价或备案价，借记"库存物品——药品"科目，按照所发生的实际成本，贷记"加工物品——自制物品——直接费用——直接材料/直接人工/其他直接费用""加工物品——自制物品——间接费用"等科目，按照借贷方之间的差额，借记或贷记"库存物品——成本差异"科目。

医院开展业务活动等领用或发出自制制剂，按照自主定价或备案价加上或减去成本差异后的金额，借记"业务活动费用——其他经费""单位管理费用——其他经费"等科目，按照自主定价或备案价，贷记"库存物品——药品"科目，按照领用或发出自制制剂应负担的成本差异，借记或贷记"库存物品——成本差异"科目。

二、院内制剂的业务流程与会计处理

（一）院内制剂（加工物品）业务流程

加工物品流程如图10-1所示。

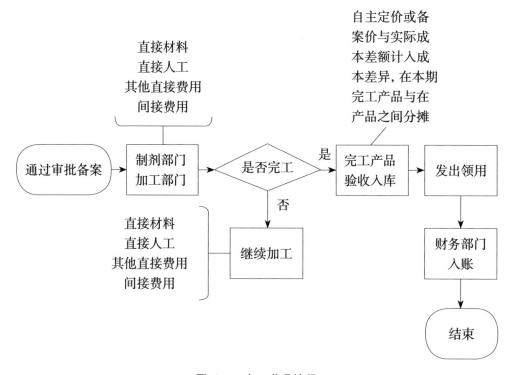

图10-1　加工物品流程

（二）院内制剂生产过程中费用支出的会计处理与注意事项

1.会计处理

（1）院内制剂的直接材料是指构成自制制剂产品实体的原材料，以及有助于产品形成的主要材料和辅助材料。会计人员应按照制剂加工部门领用的药品、包装等原材料金额，财务会计借记"加工物品——自制物品——直接费用——材料费"科目，贷记"库存物品"科目。预算会计不做处理。

（2）院内制剂的直接人工是指从事产品生产的工人的职工薪酬。会计人员应按照应付自制制剂人员的职工薪酬，借记"加工物品——自制物品——直接费用——人工费"科目，贷记"应付职工薪酬"科目。预算会计不做处理。

（3）院内制剂的燃料和动力是指直接用于自制制剂加工的燃料和动力。会计人员应根据直接用于加工自制制剂而产生的水电费，财务会计借记"加工物品——自制物品——直接费用——燃料动力费"科目，贷记"业务活动费用"科目。预算会计不做处理。

（4）院内制剂的制造费用是指医院为加工自制制剂而发生的各项间接费用，包括制剂室发生的水电费、固定资产折旧、无形资产摊销、管理人员的职工薪酬等。会计人员按照分摊的各项间接制造费用，财务会计借记"加工物品——自制物品——间接费用"科目，贷记"单位管理费用""固定资产累计折旧""无形资产累计摊销""应付职工薪酬"等科目。预算会计不做处理。

2.注意事项

平行记账处理要求：自制制剂生产过程涉及的业务只需进行财务会计处理，预算会计无须处理。

设置会计明细科目、辅助账核算的注意事项：医院应在总账科目"加工物品"下设一级明细科目"加工物品——自制物品"，并在"自制物品"一级明细科目下设置"直接费用"和"间接费用"等二级明细科目归集自制制剂发生的直接材料、直接人工、燃料动力和制造费用。自制制剂业务处理过程中如涉及"业务活动费用""单位管理费用"科目，需进行成本中心、部门预算支出经济分类、预算归口管理部门、本期盈余差异等几项辅助账核算。

本期盈余差异与预算结余差异：业务处理过程中如涉及"业务活动费用""单位管理费用"科目，会产生本期盈余差异。

其他事项：自制制剂的间接费用一般按照生产人员工资、生产人员工时、机器工时、耗用材料的数量或成本、直接费用（直接材料和直接人工）或产品产量等进行分配。医院可根据具体情况自行选择间接费用的分配方法。分配方法一经确定，不得随意变更。

【案例10-1】G中医医院药学部下设制剂中心，设有中草药库、西药库及制剂室材料库，自制制剂百余种。2020年12月，制剂室发生了如下业务：中草药原料支出5 058 557元，西药原料支出120 000元，其他材料（包装材料、消耗品）支出285 000元，工资、绩效等人员成本408 000元，直接制剂产生的水、电、燃料费用124 100元，其中水费74 100元，电费50 000元；制剂室管理部门发生水费2 153元，电费2 462.6元，设备折旧费155 000元，房屋折旧费2 000元。

（1）制剂室为院内制剂领用药品和包装材料的核算。

20××年12月5日，制剂室从制剂中心中草药库领用中草药5 058 557元，从西药库领用西药120 000元用来生产制剂；其他材料（包装材料、消耗品）支出285 000元。财务部门根据有关凭证，应编制如下会计分录。

①财务会计分录。

借：加工物品——自制物品——直接费用——直接材料　　5 463 557

　贷：库存物品——其他材料　　　　　　　　　　　　　　　285 000

　　库存物品——药品——药库药品——制剂中心中草药库　5 058 557

　　库存物品——药品——药库药品——制剂中心中成药库

　　　　　　　　　　　　　　　　　　　　　　　　　　　120 000

②预算会计不做处理。

（2）专门从事院内制剂的人员发生直接人工费用的核算。

2020年12月31日，确认制剂室专门从事制剂制造的员工发生的职工薪酬、绩效408 000元。财务部门根据有关凭证，应编制如下会计分录。

①财务会计分录。

借：加工物品——自制物品——直接费用——直接人工　　408 000

　　贷：应付职工薪酬——应付薪酬——应付其他个人收入——在职

　　　　　　　　　　　　　　　　　　　　　　　　　　408 000

②预算会计不做处理。

（3）院内制剂加工的燃料和动力费的核算。

2020年12月31日，经查询，制剂室加工部门12月共发生水费74 100元，电费50 000元，管理部门统计时先统一计入药剂科，现拆分。财务部门根据有关凭证，应编制如下会计分录。

①财务会计分录。

借：加工物品——自制物品——直接费用——其他直接费用　124 100

借：业务活动费用——其他经费——其他费用——电费　　−74 100

　　　业务活动费用——其他经费——其他费用——水费　　−50 000

②预算会计不做处理。

（4）院内制剂的其他制造费用的核算。

2020年12月31日。经统计，制剂室管理部门发生水费2 153元，电费2 462.6元，以银行存款支付。发生设备折旧费155 000元，房屋折旧费2 000元。财务部门根据有关凭证，应编制如下会计分录。

①财务会计分录。

借：加工物品——间接费用　　　　　　　　　　　　　　161 615.6

　　贷：银行存款——本单位——人民币——基本户　　　　4 615.6

　　　　固定资产累计折旧——房屋及建筑物——业务用房　2 000

　　　　固定资产累计折旧——通用设备——通用设备　　　155 000

②预算会计分录。

借：事业支出——其他资金支出　　　　4 615.6

　　贷：资金结存——货币资金　　　　　4 615.6

（三）院内制剂完工入库结转成本的会计处理与注意事项

1.会计处理

（1）院内制剂的成本在完工产品与在产品间进行分配。通过上述各项费用的归集和分配，制剂室在加工过程中发生的各项费用，已经集中反映在"加工物品"科目借方，这些费用都是本月在生产的产品所发生的费用，并不是本月完工产成品的成本。要计算出本月完工产品的成本，还要将本月发生的所有成本加上本月初在产品的成本，然后将其在本月完工产品和月末在产品之间进行分配，以求得本月完工产品的成本。医院可以选择原材料消耗量法、约当产量法、定额比例法、原材料扣除法、完工百分比法等方法，确定完工产品和在产品的实际成本，并将完工入库产品的产品成本结转至库存产品科目。为了提高效率，根据重要性原则，在产品数量、金额不重要或在产品期初期末数量变化不大的，也可以不计算在产品的成本。

①原材料消耗量法是指在产品按照其所耗费原材料的费用计价，将当期的人工费用和制造费用全部归集到完工产品成本，这种方法主要适用于原材料费用占产品成本的比例较大的产品。

②约当产量法是指将月末在产品数量按其加工程度和投料程度分别折合成完工产品的数量。约当产量法下，按照在产品约当产量和期末完工产品数量，分配人工费用和制造费用及原材料费用，再汇总得出在产品和完工产品期末成本。这种方法的优点是可以按照一定比例分配成本，更为精确；缺点是虽然投料程度是容易取得的数据，但是加工程度无法准确计量。人们通常采用在产品加工程度为50%、完工产品加工程度为100%的方式进行估计和判断，分配结果不够准确。分配公式通常如下。

某道工序上的在产品投料程度＝到本道工序为止的累计投料数额÷完工产品总计投料数额　　　　　　　　　　　　　　　　　　　　　　　　（1）

某道工序上的在产品完工程度＝（前面工序累计投入工时＋本道工序工

时定额×本道工序完工程度）÷完工产品总计投入工时　　　　（2）

注意，当要求的精确程度不高时，可以按照本工序投料为50%和本工序完工程度为50%对某道工序上的在产品完工程度进行估算。

在产品约当产量＝在产品数量×完工程度　　　　　　　　　（3）

完工产品单位成本＝（月初在产品成本＋本月发生的生产费用）÷（完工产品产量＋在产品约当产量）　　　　　　　　　　　　　　　　　　　（4）

完工产品成本＝完工产品单位成本×完工产品产量　　　　　（5）

月末在产品成本＝完工产品单位成本×月末在产品约当产量　　（6）

③定额比例法是按照完工产品与月末在产品定额耗用量或定额费用的比例分配生产费用的方法。材料费用按照定额消耗数量分配，其他费用一般按照消耗工时分配。定额比例法适用于各项消耗定额稳定和资料齐全、各月末在产品数量变动较大的产品。

（2）院内制剂入库及成本差异。财务会计方面，按照医院的自主定价或备案价借记"库存物品"科目，按照所发生的实际成本贷记"加工物品——自制物品——直接费用""加工物品——自制物品——间接费用"等科目，按照借贷方之间的差额借记或贷记"库存物品——成本差异"科目。预算会计不做处理。

（3）院内制剂领用及分摊成本差异。当药房领用自主制剂时，财务会计按照自主定价或备案价加上或减去成本差异的金额，借记"业务活动费用——其他经费——药品费"科目，同时按照自主价或备案价贷记"库存物品——药品——药库药品"科目，按照领用或发出自制制剂应负担的成本差异借记或贷记"库存物品——成本差异"科目。预算会计不做处理。

2.注意事项

（1）平行记账处理要求。自制制剂的完工入库业务和领用出库业务只需进行财务会计处理，预算会计不做处理。

（2）设置会计明细科目、辅助账核算的注意事项。如果单位自制多种制剂，可以按照制剂的种类进行辅助账核算。

（3）本期盈余差异与预算结余差异均无。

【案例10-2】20××年12月，G中医医院制剂室12月投入加工的制剂发生了如下入库、出库业务。

（1）院内制剂成本在完工产品与在产品间进行分配的核算。

2020年12月31日，经统计，制剂室共完工4种制剂，分别为A、B、C、D。由于月末在产品数量很小，在产品成本的计算对完工产品成本影响不大，为了简化核算工作，某医院选择不计算在产品成本，即在产品成本为零。4种制剂的产品成本分摊统计表见表10-1。

表10-1　4种制剂的产品成本分摊统计表

制剂	间接费用/元	其他直接费用/元	直接材料/元	直接人工/元	合计/元	数量/瓶	单价/元
A	39 875.84	30 619.52	1 348 037.73	100 666.9	100 666.91	12 000	126.6
B	49 123.19	37 720.3	1 660 652.58	124 011.93	1 871 508	15 780	118.6
C	29 292.68	22 493	990 264.69	73 949.63	1 116 000	20 000	55.8
D	43 323.89	33 267.18	1 464 602	109 371.53	1 650 564.6	8 311	198.6
总计	161 615.6	124 100	5 463 557	408 000	6 157 272.59	56 091	—

（2）院内制剂验收入库及成本差异的核算。

2020年12月31日，制剂室完成12月批次的自制剂生产，A制剂数量12 000瓶，B制剂15 780瓶，C制剂20 000瓶，D制剂8 311瓶。单位成本分别为126.6元、118.6元、55.8元、198.6元。其中，A制剂的备案价低于实际成本，为120元。财务部门根据有关凭证，应编制如下会计分录。

①财务会计分录。

借：库存物品——成本差异——A 　　　　　　　　　　　　79 200

　　库存物品——药品——药库药品——中成药——制剂A　1 440 000

　　　　　　　　　　　　　　　　　　　　　　——制剂B　1 871 508

　　　　　　　　　　　　　　　　　　　　　　——制剂C　1 116 000

　　　　　　　　　　　　　　　　　　　　　　——制剂D　1 650 564.6

　　贷：加工物品——间接费用 　　　　　　　　　　　　　161 653.6

　　　　加工物品——自制物品——直接费用——其他直接费用 124 100

　　　　加工物品——自制物品——直接费用——直接材料　5 463 557

　　　　加工物品——自制物品——直接费用——直接人工　408 000

②预算会计不做处理。

（3）领用院内制剂及分摊成本差异的核算。

2020年12月，急诊药房从制剂药库领用10 000瓶A自制剂。2020年12月31日，经统计，急诊药房共发出该自制剂9 900瓶。

根据院内制剂验收入库及成本差异的核算案例计算：

发出自制剂的成本=9 900×126.6=1 253 340（元）

发出的自制剂对应的成本差异=（126.6－120）×9 900=65 340（元）

财务部门根据有关凭证，应编制如下会计分录。

①财务会计分录。

借：库存物品——药品——药房药品——中成药 　　　　　1 266 000

　　贷：库存物品——药品——药库药品——制剂中心中成药　1 266 000

借：业务活动费用——其他经费——药品费——中成药费——门诊、急诊

　　　　　　　　　　　　　　　　　　　　　　　　　　　1 253 340

　　贷：库存物品——成本差异 　　　　　　　　　　　　　65 340

　　　　库存物品——药品——药房药品——中成药 　　　　1 188 000

②预算会计不做处理。

三、委托物品业务的会计处理

（一）会计处理

（1）发给外单位加工的材料等。按照其实际成本借记"委托加工物品"，贷记"库存物品"科目。

（2）支付加工费、运输费等费用。按照实际支付的金额，借记"委托加工物品"，贷记"零余额账户用款额度""银行存款"等科目。涉及增值税业务的，相关账务处理参见"应交增值税"科目。

（3）委托加工完成的材料等验收入库。按照加工前发出材料的成本和加工、运输成本等，借记"库存物品"等科目，贷记"委托加工物品"。

（4）本科目期末借方余额，反映单位自制或委托外单位加工但尚未完工的各种物品的实际成本。

（二）注意事项

（1）平行记账处理要求。自制制剂的完工入库业务和领用出库业务只需进行财务会计处理，预算会计不做处理。

（2）设置会计明细科目、辅助账核算的注意事项。如果单位自制多种制剂，可以按照自制制剂种类进行辅助账核算。

（3）本期盈余差异与预算结余差异均无。

【案例10-3】20××年10月，该医院制剂中心发给外单位中草药35 000元，包装盒800元（用于A药品的样品制作）。

①财务会计分录。

借：加工物品——委托加工物品（A）	35 800
贷：库存物品——药品——药库药品——中草药	35 000
库存物品—其他材料—制剂中心库	800

【案例10-4】20××年12月，该医院使用科研课题经费支付样品加工费用1 200元。

①财务会计分录。

借：加工物品——委托加工物品（A） 1 200

  贷：财政拨款收入/零余额账户用款额度/银行存款等

②预算会计分录。

借：事业支出 1 200

  贷：资金结存——零余额账户用款额度——项目支出——科学技术项目——社会公益研究 1 200

【案例10-5】20××年12月，该医院委托加工完成的样品A验收入库。

①财务会计分录。

借：库存物品——药品——药库药品——中成药 37 000

  贷：加工物品——委托加工物品（A） 37 000

②预算会计不做处理。